EPILESSIA
I Miti e i Fatti

Bernadette Booysen

I MITI E I FATTI

First edition. October 14, 2022.

ISBN: 979-8215511923

Written by Bernadette Booysen.

Also by Bernadette Booysen

Epilepsy
My Lessons and Experiences
The Myths and the Facts
الأساطير والحقائق
�����
Die Mythen und die Fakten
I Miti e i Fatti
���� �� ����
Les mythes et les faits

Dedizione

Questo libro è dedicato a te, lettore. Sei la persona che ha preso l'iniziativa e ha acquistato questo libro per aumentare la tua conoscenza e consapevolezza dell'epilessia come disturbo. È grazie a te che possiamo aiutare gli altri a capire, anche se è una piccola cosa, sull'epilessia. Questi miti che sono creduti da milioni di persone dovevano essere spiegati perché lo stigma causato da questi miti fa sentire le persone con epilessia imbarazzate per avere il disturbo e la maggior parte delle persone con epilessia soffre di depressione e ansia a causa di ciò. Quindi, questo libro è dedicato a te.

I Miti

1. L'epilessia è rara
2. L'epilessia è una malattia mentale, una forma di follia o ritardo
3. Metti qualcosa in bocca a qualcuno che ha un attacco per impedirgli di inghiottire la lingua
4. Trattenere o trattenere qualcuno che sta avendo un attacco
5. Puoi far "scattare" qualcuno da un attacco
6. Qualsiasi persona con diagnosi di epilessia non può guidare
7. Tutti gli epilettici perdono conoscenza e hanno convulsioni

8. L'epilessia non può essere controllata

9. L'epilessia è un disturbo che dura tutta la vita

10. L'epilessia non uccide

11. Solo i bambini soffrono di epilessia

12. Le persone con epilessia sono disabili e non possono condurre una vita normale con una famiglia e bambini

13.Le donne con epilessia non possono avere figli e non dovrebbero mai sposarsi

14. Tutta l'epilessia è genetica

15. Le persone con epilessia sono pazze, maledette o possedute da spiriti maligni

16. Nessun personaggio famoso ha avuto l'epilessia

17. Le persone che hanno l'epilessia non sono intelligenti come la persona media

18. Le persone che hanno convulsioni non possono gestire lavori ad alta pressione o molto impegnativi

19. Le persone con epilessia appaiono diverse e puoi individuarle a prima vista dal loro aspetto

20. L'epilessia è spesso accompagnata da altri disturbi fisici, handicap e disabilità

21. L'epilessia è contagiosa e il disturbo può essere trasmesso con un semplice tocco

22. L'epilessia non può essere causata da un evento accaduto molto tempo prima che si verificasse la prima crisi

23. È possibile prevedere le convulsioni se ti sforzi abbastanza

24. La persona che ha la crisi prova dolore durante la crisi

25. L'epilessia non può essere controllata efficacemente

26. Qualcuno con l'epilessia porta lo stigma alla famiglia e quindi dovrebbe essere nascosto

27. Eseguire la respirazione artificiale su qualcuno che sta avendo un attacco

28. Se qualcuno in famiglia ha l'epilessia, lo faranno anche i bambini

29. Le persone con epilessia possono ferire gli altri durante una crisi

30. Esistono leggi che impediscono alle donne con epilessia di avere figli

31. Non è sicuro per le donne con epilessia rimanere incinta

32. I farmaci per l'epilessia rendono meno efficaci tutti i metodi contraccettivi

33. Tutti i metodi di controllo delle nascite aumentano la possibilità di convulsioni nelle donne con epilessia

34. Gli adolescenti con epilessia non possono frequentare il college

35. Gli adolescenti con epilessia non possono fare sport

36. Le luci lampeggianti oi videogiochi causano sempre convulsioni

37. Le convulsioni febbrili (causate da febbre alta) causano l'epilessia nei bambini

38. Una persona che soffre di epilessia o convulsioni non può donare il sangue

39. Infliggere scarificazioni può curare l'epilessia

40. L'applicazione di pepe o altri intrugli sugli occhi può curare l'epilessia

41. Bruciare i piedi può curare l'epilessia

I Fatti

Luogo comune 1: l'epilessia è rara e non sono molte le persone che ne sono affette.

A livello globale, ogni anno a circa 2,4 milioni di persone viene diagnosticata l'epilessia, quasi l'ottanta per cento nei paesi a basso e medio reddito. Le persone con epilessia rispondono al trattamento circa il settanta per cento delle volte, ma circa tre quarti delle persone con epilessia non ricevono il trattamento di cui hanno bisogno.

Ci sono più del doppio di persone con epilessia negli Stati Uniti rispetto al numero di persone con paralisi cerebrale (cinquecentomila), distrofia muscolare (duecentocinquantamila), sclerosi multipla (trecentocinquantamila) e fibrosi cistica (trentamila) messi insieme. L'epilessia può verificarsi come una singola condizione o può accompagnare altre condizioni che colpiscono il cervello, come la paralisi cerebrale, il ritardo mentale, l'autismo, l'Alzheimer e le lesioni cerebrali traumatiche.

L'epilessia è una condizione medica comune. Si stima che una persona su dodici avrà un attacco nel corso della vita e circa un canadese su cento soffre di epilessia. L'epilessia può colpire chiunque, anche se tende ad essere più comune nei bambini e negli anziani. L'epilessia è ancora fraintesa. Questo rende le cose più difficili per le molte persone che ci vivono, per i loro familiari e amici. Puoi aiutare imparando i fatti.

Oltre 2,7 milioni di persone negli Stati Uniti hanno l'epilessia. È il terzo disturbo più comune dopo l'Alzheimer e l'ictus. L'epilessia ha la stessa prevalenza della paralisi cerebrale, della sclerosi multipla e del morbo di Parkinson messi insieme. L'epilessia è oggi la condizione neurologica più comune nel mondo e non discrimina da alcuna età, razza, origine socioeconomica o etnica.

Si stima che cinquanta milioni di persone nel mondo soffrano di epilessia. Il numero di persone nel mondo che avranno almeno un attacco epilettico nella loro vita è stimato in circa cento milioni di persone. Fino al settanta percento delle persone con epilessia, risponderà al trattamento e diventerà controllato nel tempo. Nei paesi in via di sviluppo l'ottanta-novanta per cento delle persone affette da epilessia non riceve cure adeguate.

L'epilessia è in realtà un disturbo molto comune. Circa una persona su venti avrà almeno un attacco epilettico nella vita. Alcune persone hanno solo un attacco e non ne hanno mai un altro. Ci sono altri tuttavia che hanno convulsioni ogni giorno!

Ci sono due tipi principali di epilessia. Petit-mal (ora chiamato Focal Onset) e grand-mal. Le crisi di piccolo male sono piccole crisi in cui la persona salta o alcune persone dicono persino cose strane: le persone con questo tipo di epilessia sembrano entrare in una sorta di trance. Tuttavia, ci sono molte persone che soffrono di crisi epilettiche, che sono le crisi complete con cadute e tremori comunemente note alla maggior parte delle persone come crisi epilettiche. Queste convulsioni possono governare la tua vita! Quando ne hai uno, non puoi fare molto per il resto della giornata perché ti fanno sentire debole e stanco per qualche ora dopo.

Anche se è un disturbo così comune, non ci sono molte ricerche sull'epilessia. Ci sono così tanti tipi diversi, quindi posso capire che sarebbe un compito difficile, ma non è possibile al giorno d'oggi fare qualcosa per cercare di aiutare tutte le persone che lottano quotidianamente con l'epilessia? Spero sinceramente che un giorno troveranno una cura per questo disturbo. Quindi, contrariamente al mito, l'epilessia è un disturbo molto comune.

Mito 2: l'epilessia è una malattia mentale, una forma di follia o ritardo

L'epilessia non è una forma di malattia mentale e non causa malattie mentali. L'epilessia è un disturbo o una condizione fisica che colpisce l'attività elettrica del cervello e il sistema nervoso. Non è un disturbo mentale. Il ritardo mentale e l'epilessia possono entrambi derivare da un disturbo cerebrale. Non è molto frequente che l'epilessia sia una causa di ritardo. Più spesso è un difetto cerebrale o una lesione che causa il ritardo e non l'epilessia.

È facile aspettarsi che un bambino con una lesione cerebrale possa sviluppare sia epilessia che ritardo. Ciò accade spesso nei bambini con lesioni cerebrali congenite o ereditarie in giovane età dovute a ictus, infezioni o traumi cerebrali. Questo mito risale al diciottesimo secolo. Riesci a credere che ci siano persone che ci credono ancora? Penseresti che le persone avrebbero imparato alcune cose nuove sull'epilessia negli ultimi cento anni.

Ci sono persino persone che hanno paura che una persona che ha l'epilessia abbia una sorta di "episodio" folle in cui cercherà di ferire qualcuno nelle vicinanze. Alcune persone credono che l'epilessia sia una forma di follia, quindi dovrebbe essere curata in un manicomio. L'epilessia è un disturbo del cervello e quindi dovrebbe essere trattata da medici, neurologi o psichiatri. È vero che alcune persone con epilessia hanno una malattia mentale o qualche forma di ritardo, ma anche molte altre persone che non hanno l'epilessia.

L'epilessia è un disturbo del cervello, quindi dovrebbe essere trattata da medici, neurologi o psichiatri. Durante una crisi epilettica il cervello della persona ha, quello che mi piace chiamare, un cortocircuito. Per alcuni secondi o minuti il cervello non funziona come farebbe normalmente. I normali segnali inviati dal cervello al resto del corpo non funzionano come dovrebbero. Questo non è un motivo per credere che la persona sia pazza, pazza o ritardata in qualche modo. L'epilessia è un termine generico che copre una ventina di diversi tipi di disturbi convulsivi. È un problema funzionale, fisico, non mentale.

Mito 3: Metti qualcosa in bocca a qualcuno che ha un attacco per impedirgli di inghiottire la lingua

Questa è la cosa peggiore che potresti mai fare. È fisicamente impossibile per una persona ingoiare la propria lingua. Mettere oggetti nella bocca della persona può causare la scheggiatura dei denti, perforare le gengive, potrebbe fargli mordere la lingua o l'interno della bocca o potresti persino rompergli la mascella.

Il primo soccorso corretto è semplice, fai rotolare delicatamente la persona su un lato (posizione di recupero) e metti qualcosa di morbido sotto la testa per evitare che si ferisca. Quando si afferra la lingua è rilassata e se la persona è sdraiata sulla schiena, la lingua può cadere nella parte posteriore della gola e bloccare le vie aeree. Se ciò accade, fai rotolare la persona su un lato nella posizione di sicurezza.

Se la persona stava mangiando quando è iniziata la crisi, controlla se c'è ancora del cibo all'interno della bocca e rimuovilo. È possibile che la persona possa soffocare con il cibo, quindi è meglio controllare.

Quindi, per favore, non infilare nulla nella bocca della persona. Tutto quello che devi fare per aiutare è far rotolare la persona su un fianco e cercare di tenerla a suo agio fino a quando la crisi non è finita e la persona può riposare o dormire.

Mito 4: Trattenere o trattenere qualcuno che sta avendo un attacco

Non usare mai la moderazione quando qualcuno sta avendo un attacco. Il sequestro farà il suo corso e non puoi fermarlo. Trattenere qualcuno che sta avendo un attacco è più che probabile che gli faccia solo del male o causi lesioni. C'è la possibilità di causare distorsioni o addirittura di rompere le ossa se le tieni premute troppo forte. Controllare e rimuovere eventuali oggetti pericolosi nelle vicinanze della persona.

Il tentativo di trattenere non fermerà o rallenterà il sequestro ed è probabile che li agiti o li danneggi. Spostare la persona solo se c'è il rischio di farsi male, ad esempio se si trova su una strada trafficata o se si trova vicino a delle scale. La persona non sarà in grado di rispondere o riconoscere nessuno fino a quando il sequestro non sarà terminato e anche allora probabilmente sarà ancora confuso per un periodo di tempo.

Prova a mettere un cuscino o qualcosa di morbido sotto la testa per evitare che colpisca la testa. Girali su un fianco e asciuga il viso della persona con un panno umido.

Mantenere la calma è la cosa migliore che puoi fare in questa situazione. Penso che aiuti la persona che sta avendo la crisi a superarla con meno stress per la mente e il corpo.

Mito 5: Puoi far "scattare" qualcuno da un attacco

Non è possibile! Una volta che la persona sta avendo il sequestro non c'è modo di fermarlo, qualunque cosa tu faccia. La cosa migliore da fare è stare con la persona e parlarle con calma. Assicurati che la persona sia al sicuro e cerca di essere di supporto e rassicurante una volta che si sveglia e diventa nuovamente consapevole di ciò che la circonda.

Il sequestro farà il suo corso e la persona dormirà un po' e poi tornerà alla normalità. Finché non si sono fatti male durante l'attacco, la persona sarà probabilmente stanca e assonnata, ma per lo più tornerà alla normalità.

Alcune persone hanno acquisito un cane appositamente addestrato che, dicono, può rilevare un possibile attacco prima che accada. Questo funzionerà se la persona che ha l'epilessia conosce abbastanza bene il proprio disturbo, in modo da sapere quale sarebbe la cosa migliore da fare, per evitare l'inizio della crisi.

Altri hanno provato a utilizzare diversi "ausili" o dispositivi che attivano un allarme o un segnale per avvisare la persona o le persone nelle vicinanze di un sequestro imminente. Questi dispositivi possono aiutare a prendere misure per prevenire l'inizio di un attacco, anche se non c'è modo di fermare un attacco una volta che è iniziato. Sfortunatamente, tuttavia, non c'è modo di far uscire una persona.

Mito 6: Qualsiasi persona con diagnosi di epilessia non può guidare

Solo perché ti è stata diagnosticata l'epilessia non significa che non puoi guidare. Molte persone a cui è stato diagnosticato questo disturbo lo hanno sotto controllo. Se una persona epilettica non ha avuto un attacco per due anni o più, è considerata libera. Questo periodo di tempo libero da crisi varia da paese a paese, quindi controlla le norme e i regolamenti per il tuo paese specifico e scopri se soddisfi le linee guida stabilite dalle autorità di guida. Indipendentemente dal fatto che stiano assumendo farmaci antiepilettici o meno, purché siano liberi, va bene che la persona guidi.

Questa, tuttavia, è una decisione che dovrebbe essere presa dall'epilettico insieme al consiglio del proprio neurologo perché se la persona non è completamente libera, sento che la persona metterà in pericolo la propria vita e, o la vita di altre persone , quindi il rischio sicuramente non ne vale la pena. Piuttosto prendi un passaggio o usa i mezzi pubblici.

Per quanto riguarda il mito, ovviamente una persona epilettica può guidare: la domanda è solo se sia sicuro o meno in base al tipo e alla gravità della sua epilessia e quanto sia ben controllata. La persona che ha l'epilessia è quella che dovrebbe contemplare questo e soppesare i pro ei contro nella loro situazione e secondo il loro specifico tipo di epilessia.

Le persone con questa condizione hanno la stessa gamma di abilità e intelligenza di chiunque altro. Alcuni hanno gravi convulsioni e non possono lavorare; altri hanno successo e sono produttivi in carriere impegnative. Le persone con disturbi convulsivi si trovano in tutti i ceti sociali ea tutti i livelli degli affari, del governo, delle arti e delle professioni.

Se le convulsioni di una persona sono incontrollate, la guida è limitata. La Motor Vehicle Branch normalmente consentirà la guida se il loro medico concorda sul fatto che sono stati liberi da crisi epilettiche per sei mesi e che assumono i farmaci in modo coerente.

Mito 7: Tutti gli epilettici perdono conoscenza e hanno convulsioni

No, non succede a tutte le persone epilettiche. Alcuni sì, ma non tutti. Ci sono così tanti diversi tipi di convulsioni. Sì, alcune persone perdono conoscenza e hanno le convulsioni, ma ce ne sono altre che iniziano a parlare in modo strano di tutto e di più, dipende, e alcune semplicemente saltano o fanno movimenti strani o insoliti. Sembra strano ma letteralmente saltano, sono in una sorta di trance e poi tornano alla normalità.

In effetti, ci sono più di quaranta diversi tipi di convulsioni e una convulsione non è il tipo più comune. Le convulsioni possono assumere molte forme tra cui uno sguardo vuoto, un movimento involontario, uno stato di coscienza alterato, un cambiamento di sensibilità o una convulsione.

Un attacco epilettico è uno scoppio anormale di attività elettrica che si verifica all'interno del cervello. Esistono molti tipi diversi di convulsioni. Il tipo di crisi che una persona ha dipende da quale parte e quanto del cervello è interessata dal disturbo elettrico che produce le crisi. Le crisi si dividono in due categorie principali: crisi generalizzate (assenza, atonica, tonico-clonica, mioclonica) o crisi parziali (semplici e complesse). Le persone con epilessia possono sperimentare più di un tipo di crisi.

Esistono molti tipi diversi di epilessia e convulsioni a seconda di quale parte del cervello è interessata. Secondo l'International League Against Epilepsy, la classificazione delle epilessie è la seguente:

Tipi di crisi:

Esordio generalizzato: motorio; Tonico-clonico e varianti; Tonico (atonico, mioclonico, mioclonico atonico, spasmi epilettici); Non motorio (Assenza tipica, Assenza atipica, Assenza mioclonica); Assenza di mioclonia palpebrale.

Crisi epilettica focale: consapevole; Consapevolezza compromessa; Automatismi a insorgenza motoria, spasmi atonici, clonici, epilettici, ipercinetici, mioclonici, tonici; Insorgenza non motoria - Autonomo, arresto del comportamento, cognitivo (linguaggio alterato, altri domini cognitivi, caratteristiche positive ad esempio: Déjà vu, allucinazioni, distorsioni percettive), emotivo (ansia, paura, gioia, ecc.), sensoriale; Focale a Tonico-clonico bilaterale.

Crisi ad esordio sconosciuto: spasmi motorio-tonico-clonici, epilettici; Arresto per comportamento non motorio

Non classificato

Classificazione dell'epilessia: epilessia generalizzata; epilessia focale; Epilessia generalizzata e focale; Epilessia sconosciutaEpilepsy

Sindromi:

Neonatale/infantile: convulsioni neonatali autolimitanti ed epilessia neonatale familiare autolimitante; Epilessia infantile autolimitante familiare e non familiare; Encefalopatia mioclonica precoce; sindrome di Ohtahara; sindrome di West; sindrome di Dravet; Epilessia mioclonica nell'infanzia;

Epilessia dell'infanzia con crisi focali migratorie; Encefalopatia mioclonica nei disturbi non progressivi; Convulsioni febbrili plus, epilessia genetica con convulsioni febbrili plus.

Infanzia: epilessia con crisi miocloniche-atoniche; Epilessia con mioclonie palpebrali; sindrome di Lennox-Gastaut; Epilessia di assenza di infanzia; Epilessia con assenze miocloniche; sindrome di Panayiotopoulos; Epilessia occipitale infantile(tipo Gastaut); Epilessia del lobo occipitale fotosensibile; Epilessia infantile con picchi centrotemporali; Epilessia infantile atipica con picchi centrotemporali; Encefalopatia epilettica con picchi e onde continue durante il sonno; sindrome di Landau-Kleffner; Epilessia notturna autosomica dominante del lobo frontale.

Adolescente/Adulto: Epilessia di assenza giovanile; Epilessia mioclonica giovanile; Epilessia con sole crisi tonico-cloniche generalizzate; Epilessia autosomica dominante con caratteristiche uditive; Altre epilessie del lobo temporale familiare.

Qualsiasi età: epilessia focale familiare con focolai variabili; Epilessie riflesse; Epilessie miocloniche progressive

Epilessia Eziologie: Eziologia genetica; eziologia strutturale; Eziologia metabolica; Eziologia immunitaria; Eziologia infettiva; Eziologia sconosciuta

Per saperne di più su tutti i tipi di crisi epilettiche, sto scrivendo un libro sulle crisi epilettiche che sarà presto pubblicato.

Mito 8: l'epilessia non può essere controllata

L'epilessia è un problema medico cronico che per molte persone può essere trattato con successo. Sfortunatamente, il trattamento non funziona per tutti e c'è un bisogno critico di ulteriori ricerche. La verità è che l'epilessia è un disturbo molto comune. L'epilessia può colpire chiunque in qualsiasi momento. Nella stragrande maggioranza dei casi, l'epilessia non dovrebbe impedire a qualcuno di vivere una vita sana e produttiva. Troppo spesso sono le idee sbagliate delle persone sull'epilessia a creare la disabilità, non l'epilessia stessa. Molte caratteristiche delle convulsioni e dei loro effetti immediati possono essere facilmente fraintese come comportamento "folle" o "violento".

Sfortunatamente, gli agenti di polizia e persino il personale medico possono confondere i comportamenti correlati alle crisi con altri problemi. Tuttavia, questi comportamenti rappresentano semplicemente azioni semicoscienti o confuse risultanti dalla crisi. Durante le convulsioni, alcune persone potrebbero non rispondere alle domande, parlare in modo incomprensibile, spogliarsi, ripetere una parola o una frase, accartocciare documenti importanti o apparire spaventati e urlare. Alcuni sono confusi subito dopo una crisi e se vengono trattenuti o impediti di muoversi, possono diventare agitati e combattivi. Alcune persone sono in grado di rispondere alle domande e portare avanti una conversazione abbastanza bene, ma diverse ore dopo non riescono a ricordare affatto la conversazione.

L'epilessia è perfettamente compatibile con una vita normale, felice e piena. La qualità della vita della persona, tuttavia, può essere influenzata dalla frequenza e dalla gravità delle convulsioni, dagli effetti dei farmaci, dalle reazioni degli spettatori alle convulsioni e da altri disturbi che sono spesso associati o causati dall'epilessia.

Alcuni tipi di epilessia sono più difficili da controllare rispetto ad altri tipi di epilessia. Vivere con successo con l'epilessia richiede una prospettiva positiva, un ambiente favorevole e una buona assistenza medica. Affrontare la reazione di altre persone al disturbo può essere la parte più difficile della convivenza con l'epilessia.

Acquisire una prospettiva positiva può essere più facile a dirsi che a farsi, soprattutto per coloro che sono cresciuti nell'insicurezza e nella paura. Instillare un forte senso di autostima nei bambini è importante. Molti bambini con malattie a lungo termine e in corso, non solo l'epilessia ma anche disturbi come l'asma o il diabete, hanno una bassa autostima. Ciò può essere causato in parte dalle reazioni degli altri e in parte dalla preoccupazione dei genitori, che favorisce la dipendenza e l'insicurezza. I bambini sviluppano una forte autostima e indipendenza attraverso l'elogio per i loro risultati e l'enfasi sulle loro potenziali capacità.

La maggior parte delle persone a cui viene diagnosticata l'epilessia può essere trattata con successo con i farmaci adeguati. L'epilessia può essere controllata con il giusto assortimento e dosaggio di farmaci antiepilettici per la persona e il suo tipo di epilessia. Questo, tuttavia, a volte può richiedere anni per essere raggiunto. Alcune persone ottengono il controllo sulla loro epilessia abbastanza rapidamente e facilmente, ma alcune lottano per anni o non sono abbastanza fortunate da arrivare al punto in cui sono libere.

Può essere molto difficile sia per i neurologi che per i pazienti trovare il giusto assortimento di medicinali per controllare l'epilessia, ma è stato fatto. Anche quando vengono sperimentati altri trattamenti, come la chirurgia, la stimolazione cerebrale o la dieta, i farmaci per l'epilessia devono comunque essere assunti, almeno per un po'.

Attualmente sono disponibili più di venti diversi farmaci chiamati anche anticonvulsivanti o farmaci antiepilettici per il trattamento dell'epilessia. Come gruppo, questi farmaci sono al quinto posto tra i farmaci più prescritti negli Stati Uniti. Più di cinquantasei milioni di prescrizioni vengono compilate in un anno tipico solo negli Stati Uniti d'America. Un'altra opzione è lo stimolatore del nervo vago.

L'obiettivo del trattamento dell'epilessia è prevenire le convulsioni. I trattamenti comprendono farmaci antiepilettici, interventi chirurgici, stimolazione del nervo vago e nei bambini la dieta chetogenica. Di questi trattamenti, l'uso regolare di farmaci antiepilettici è il più comune ed è il primo ad essere provato. Diversi farmaci controllano diversi tipi di convulsioni. Un farmaco che aiuta una persona potrebbe non essere efficace per qualcun altro.

Mito 9: l'epilessia è un disturbo che dura tutta la vita (non migliorerà né scomparirà mai)

L'epilessia non è necessariamente un disturbo permanente. Alcune epilessie infantili sono diventate troppo cresciute e oltre il settanta per cento delle persone con epilessia guarisce dalle crisi con i farmaci, molti entro cinque anni dalla diagnosi. Se una persona ha un periodo libero da crisi di due anni o più, potrebbe essere possibile sospendere i farmaci antiepilettici sotto controllo e consiglio medico.

Quando si assumono farmaci e altre forme di trattamento, è possibile che le persone con questo disturbo vivano senza convulsioni. Più dell'ottanta per cento dei pazienti sarà libero da crisi. Ci sono alcuni trattamenti utilizzati, vale a dire farmaci antiepilettici, stimolazione vagale, chirurgia dell'epilessia, olio di cannabis e dieta chetogenica.

Ci sono diversi farmaci antiepilettici che sono efficaci nel trattamento dell'epilessia. La scelta del farmaco viene effettuata dal neurologo in base all'età, al sesso, al tipo di crisi, allo stile di vita e alle condizioni mediche di ciascun paziente (allergie o altre patologie). Molte persone possono godere della libertà dalle convulsioni dopo aver assunto farmaci per circa due o cinque anni.

L'epilessia può iniziare in qualsiasi momento nella vita di una persona e ci sono stati anche casi in cui tutto si ferma di nuovo e la persona non ha più convulsioni per il resto della sua vita. L'epilessia può anche essere solo uno o pochi attacchi e poi si ferma, proprio all'improvviso come è iniziata. Penso che questo potrebbe creare un po' di confusione per tutte le persone coinvolte perché l'epilessia non colpisce solo la persona che sta avendo le convulsioni, ma anche tutti i suoi cari. Tuttavia, qualsiasi riduzione al minimo della gravità o della frequenza delle crisi potrebbe essere un enorme peso sollevato dalle spalle della persona e delle sue famiglie.

Ci sono molte altre persone epilettiche che non sono così fortunate e convivono quotidianamente con questo disturbo. L'epilessia di alcune persone inizia da bambino, alcuni adolescenti e alcuni adulti, dipende da così tante variabili. Molte persone tendono anche a sviluppare l'epilessia dopo un brutto incidente, questa è chiamata epilessia post traumatica ed è abbastanza comune.

Mito 10: l'epilessia non uccide

Si stima che tra le venticinque e le cinquantamila persone muoiano ogni anno a causa dell'epilessia e delle cause correlate, tra cui lo stato epilettico (un attacco che non termina), morte improvvisa inaspettata nell'epilessia (SUDEP), annegamento, soffocamento, ustioni e cadute durante e dopo un sequestro e altri tragici incidenti.

La mortalità direttamente correlata all'epilessia è alta. Il tasso annuale di mortalità internazionale è stato stimato intorno ai venti decessi per mille, un valore estremamente elevato per una malattia in gran parte sconosciuta.

Puoi morire di epilessia. Mentre la morte nell'epilessia non si verifica frequentemente, l'epilessia è una condizione molto grave e le persone muoiono per convulsioni. La causa più comune di morte è la morte improvvisa inaspettata nell'epilessia (nota come SUDEP). Mentre c'è ancora molto che non sappiamo su SUDEP, gli esperti stimano che una persona su mille con epilessia muoia ogni anno a causa di SUDEP.

Le persone possono anche morire per convulsioni prolungate (stato epilettico). Quasi il due per cento dei decessi nelle persone con epilessia è dovuto a questo tipo di emergenza convulsiva.

L'epilessia è ancora una condizione molto grave e le persone muoiono per le convulsioni. Gli esperti stimano che il SEIY (Status Epilepticus) prolungato sia la causa di ventidue-quarantaduemila morti ogni anno negli Stati Uniti. In un importante studio sullo stato epilettico, il 42% dei decessi si è verificato in individui con una storia di epilessia.

L'epilessia è un disturbo molto mortale e pericoloso che uccide le persone su base giornaliera. Non è direttamente l'epilessia a causare la morte, ma il luogo o le circostanze in cui si verifica la crisi. Migliaia di persone annegano (non puoi nuotare quando hai un attacco), hanno incidenti mortali (non puoi controllare come o dove avvenga) e alcuni semplicemente cadono nel modo sbagliato causando ferite mortali.

SUDEP, è molto reale per milioni di persone che hanno perso i propri cari. La maggior parte delle persone decedute a causa della SUDEP ha avuto convulsioni notturne e non si è svegliata per vedere un altro giorno. Sì, è un fatto molto triste ma è vero e può essere prevenuto solo con la protezione e l'assistenza ventiquattr'ore su ventiquattro da parte di un'altra persona, il che non è sempre possibile.

Mito 11: Solo i bambini soffrono di epilessia

Chiunque può avere l'epilessia. Dal neonato all'anziano. L'epilessia può iniziare a qualsiasi età, ma è più comunemente diagnosticata nelle persone sotto i venti e oltre i sessantacinque. Questo perché alcuni casi sono più comuni nei giovani (come difficoltà alla nascita, infezioni infantili o incidenti) e negli anziani come ictus o malattie cardiache che possono portare all'epilessia). Per alcune persone la loro epilessia potrebbe "andare via" e smettere di avere convulsioni. Questo è chiamato remissione spontanea.

L'incidenza dell'epilessia nelle persone anziane è più alta che nei bambini. L'epilessia può svilupparsi in qualsiasi persona ea qualsiasi età. Una persona su ventisei svilupperà l'epilessia nel corso della sua vita. L'epilessia è la quarta condizione neurologica più comune e l'epilessia colpisce più di sessantacinque milioni di persone in tutto il mondo.

I nuovi casi di epilessia sono più comuni nei bambini nel primo anno di vita. Il tasso di nuovi casi di epilessia scende fino a circa dieci anni e poi si stabilizza. Dopo i cinquantacinque anni, il tasso di nuovi casi di epilessia inizia ad aumentare, poiché le persone sviluppano ictus, tumori cerebrali o morbo di Alzheimer che possono tutti causare epilessia.

Mito 12: Le persone con epilessia sono disabili e non possono condurre una vita normale con una famiglia e bambini

Le persone con epilessia possono fare quasi tutto. Possono andare a scuola, fare sport, lavorare e sposarsi. Le convulsioni si verificano solo per pochi minuti nella vita di una persona. Il resto del tempo sono normali e possono fare cose normali. Quando le convulsioni sono rare o sono controllate, le persone con epilessia possono fare quasi tutto ciò che possono fare le persone senza epilessia. Le persone con epilessia sono incoraggiate a vivere una vita normale. Tuttavia, vengono osservate alcune precauzioni di sicurezza.

L'epilessia non è un ostacolo alla realizzazione personale. La maggior parte delle persone con epilessia ha la stessa gamma di abilità e intelligenza delle altre persone. Sebbene un numero significativo di persone con difficoltà uditive e/o disabilità intellettive soffra anche di epilessia. Ciò non significa che le persone con epilessia abbiano necessariamente difficoltà di apprendimento o una disabilità intellettiva.

L'epilessia è legalmente considerata una disabilità, tuttavia, le persone epilettiche possono vivere una vita ragionevolmente normale. Con l'aiuto di farmaci antiepilettici puoi persino arrivare al punto in cui l'epilessia è controllata e sei libero. Avere un marito o una moglie con cui passare la vita e figli da crescere è possibile al cento per cento. Ho un marito di ventitré anni e due bellissimi bambini e mi è stata diagnosticata una crisi tonico-clonica con shock mioclonici quando avevo diciassette anni.

L'epilessia può influenzare lo stile di vita di una persona, ma puoi vivere una vita piena. Puoi semplicemente fare le cose con moderazione, evitando gli estremi. Prima di iniziare a fare qualcosa di nuovo, pensa se potresti o meno ferire te stesso o qualcun altro se hai avuto un attacco. Se puoi o le tue crisi non sono ben controllate, dovrai evitare l'attività o essere molto cauto.

Mito 13: Le donne con epilessia non possono avere figli e non dovrebbero mai sposarsi

Avere l'epilessia non interferisce con il processo riproduttivo di uomini o donne. È una condizione medica e colpisce le persone in vari gradi.

Le donne con epilessia possono facilmente avere figli e molte di loro sono madri sposate e future mamme. Noi donne possiamo trarre conforto dalla consapevolezza che migliaia e migliaia di donne con epilessia si prendono cura della propria salute, crescono i propri figli e la fanno funzionare. Sappiamo tutti che non importa quanto ci sforziamo, non ci sono madri perfette e non ci sono famiglie perfette.

Crescere i figli è un mix eccitante, ma spesso spaventoso, di felicità, divertimento, meraviglia e preoccupazione, ma l'epilessia aggiunge un ulteriore elemento al mix. Tuttavia, per me, non cambia le basi dell'essere moglie e madre. Come la madre ovunque, le donne con epilessia stanno facendo tutto il possibile per i loro figli. Soprattutto vogliono aiutarli a diventare giovani fiduciosi, felici, compassionevoli, ben istruiti e indipendenti.

Prendersi cura di se stessi come donna con epilessia significa che la propria salute deve venire prima di tutto. Stare bene e mantenersi in salute ti aiuta ad essere il tipo di madre che vuoi essere, per te stessa e per la tua famiglia. Prendersi cura di sé significa imparare il più possibile sul tipo di epilessia che si soffre e su cosa si può fare per limitare gli effetti dell'epilessia su di sé e sulla propria famiglia. Prendersi cura di sé significa trovare un medico che ti piaccia e di cui ti puoi fidare. Qualcuno che ti ascolta e ti valorizza come persona. Prendersi cura di se stessi significa conoscere i farmaci antiepilettici, i loro effetti e i metodi di trattamento disponibili. Prendersi cura di sé significa costruire la propria autostima e rafforzare la fiducia in se stessi nelle proprie relazioni all'interno e all'esterno della famiglia.

La maggior parte delle donne con epilessia può tranquillamente avere figli, senza effetti negativi sul bambino. Il matrimonio delle donne con epilessia è una questione delicata e delicata e dovrebbe essere gestita in modo appropriato. Non c'è certamente alcun ostacolo al matrimonio.

Mito 14: Tutta l'epilessia è genetica

L'epilessia può essere genetica, ma non è sempre così. Ci sono molti diversi tipi di epilessia e molte cause o ragioni per questo.

L'ereditarietà, la genetica oi tratti fisici che otteniamo dai nostri genitori possono svolgere un ruolo importante in molti casi di epilessia. Ad esempio, non tutti coloro che hanno un grave trauma cranico, che può essere una chiara causa di convulsioni, soffriranno di epilessia. Quelle persone che sviluppano l'epilessia possono avere maggiori probabilità di avere una storia di convulsioni nella loro famiglia. Questa storia familiare suggerisce che è più facile per loro sviluppare l'epilessia che per le persone senza tendenza genetica.

Quando le convulsioni iniziano contemporaneamente da entrambi i lati del cervello, si parla di epilessia generalizzata che è più probabile che coinvolga fattori genetici rispetto all'epilessia parziale o focale. Tuttavia, negli ultimi anni sono stati trovati legami genetici con alcune forme di epilessia parziale.

Il rischio che anche i fratelli di bambini con epilessia sviluppino il disturbo è leggermente più alto del solito, perché potrebbe esserci una tendenza genetica in famiglia per le convulsioni e l'epilessia. Anche così, la maggior parte dei fratelli non svilupperà l'epilessia. L'epilessia è più probabile che si verifichi in un fratello se il bambino con epilessia ha convulsioni generalizzate.

La maggior parte dei figli di persone con epilessia non sviluppa convulsioni o epilessia. Tuttavia, è possibile perché i geni vengono trasmessi attraverso le famiglie. Il rischio per i bambini il cui padre ha l'epilessia è solo leggermente superiore. Se la madre ha l'epilessia e il padre no, il rischio è comunque inferiore a cinque su cento. Se entrambi i genitori hanno l'epilessia, il rischio è un po' più alto. La maggior parte dei bambini non erediterà l'epilessia da un genitore, ma la possibilità di ereditare alcuni tipi di epilessia è maggiore.

Se hai l'epilessia, potresti temere che anche i tuoi figli abbiano l'epilessia. Tuttavia, è importante conoscere i fatti e comprendere i rischi di trasmetterli ai propri figli. Il rischio di trasmetterlo è generalmente basso e avere l'epilessia non dovrebbe essere un motivo per non avere figli.

I test medici possono aiutare le persone che hanno una forma genetica nota di epilessia a comprendere i loro rischi. Se un bambino sviluppa l'epilessia, ricorda che molti bambini possono ottenere il controllo completo sulle convulsioni e per alcuni le convulsioni potrebbero scomparire.

Ancora più importante, avere convulsioni ed epilessia non significa che tu o tuo figlio siate diversi o meno importanti di chiunque altro. Sebbene il numero di geni dell'epilessia già noti sia impressionante, probabilmente rappresentano solo la punta dell'iceberg.

Circa il cinquanta per cento di tutti i geni, almeno durante lo sviluppo fetale, sono espressi nel cervello e potrebbero quindi essere considerati candidati per disturbi convulsivi. Inoltre, recenti ricerche hanno dimostrato che le alterazioni del numero di copie del DNA genomico e gli elementi di regolazione genica sono probabilmente importanti per i disturbi umani quanto le mutazioni che influenzano direttamente i geni.

In futuro, l'ibridazione dell'intero genoma o l'analisi del polimorfismo a singolo nucleotide dell'intero genoma diventeranno strumenti importanti per l'identificazione di alterazioni genetiche con potenziale applicazione a forme comuni di epilessia.

Chiunque può sviluppare l'epilessia in qualsiasi momento. Alcune persone nascono con esso, mentre altri hanno il loro primo attacco nella mezza età. Mentre la genetica può giocare un ruolo, ci sono altre cause più comuni di epilessia, come trauma cranico, tumore al cervello o lesione e ictus. Nella maggior parte dei casi, circa dal sessantacinque al settanta per cento, la causa dell'epilessia non è nota.

In alcuni rari casi, la condizione che causa l'epilessia è geneticamente ereditata. Tuttavia, questi casi non sono nella maggioranza. Esistono marcatori genetici per l'epilessia, ma ciò non significa che la persona svilupperà la condizione.

Mito 15: Le persone con epilessia sono pazze, maledette o possedute da spiriti maligni

Le persone con epilessia non sono pazze, maledette o possedute. Questa è un'idea di secoli fa, quando le persone non sapevano che i cambiamenti nelle cellule cerebrali causano convulsioni. Potrebbe aver avuto senso per le persone allora, ma ora sappiamo che molte cose possono danneggiare il cervello e provocare convulsioni. Le persone erano solite spiegare comportamenti strani, vagabondaggi o borbottii, dicendo che la persona è pazza, maledetta o posseduta da spiriti maligni.

L'epilessia è un disturbo del cervello causato da un improvviso, breve scoppio di eccessiva scarica elettrica nel cervello. Le anomalie sono spesso registrate su una macchina per la registrazione delle onde cerebrali chiamata elettroencefalogramma (EEG). Quando le cellule cerebrali soffrono di un'attività elettrica anormale, è simile a un "cortocircuito" o "messa a terra" all'interno del cervello. Ciò si traduce in movimenti anormali, sensazioni, comportamento o incoscienza. Questo può durare molto brevemente, come pochi minuti. Questo è chiamato un sequestro. Quando le crisi diventano ricorrenti o si verificano due o più volte senza una causa evidente, si parla di epilessia. Esistono molti tipi diversi di convulsioni a seconda di quale parte del cervello è interessata.

Le crisi generalmente alterano il movimento, la sensazione, il comportamento e/o la consapevolezza. Un attacco può assumere molte forme diverse tra cui uno sguardo vuoto, movimenti incontrollati, consapevolezza alterata, sensazioni strane o convulsioni.

Le persone con epilessia non sono in alcun modo pazze o possedute. Abbiamo un disturbo o una disabilità, come preferisci, che colpisce il nostro cervello e quindi colpisce il corpo durante un attacco. L'epilessia è un disturbo fisico e funzionale. Le crisi epilettiche possono essere controllate mediante l'uso di farmaci antiepilettici e pertanto sono classificate come un disturbo o una malattia come qualsiasi altra.

Sebbene la maggior parte delle persone abbia da tempo riconosciuto che l'epilessia non è una forma di possessione, alcune culture lo credono ancora. Le organizzazioni per l'epilessia stanno lavorando duramente per educare tutte le persone al fatto che l'epilessia è una condizione medica, un disturbo del cervello che provoca crisi epilettiche ricorrenti.

Mito 16: Nessun personaggio famoso ha avuto l'epilessia

Completamente falso. Così tanti personaggi famosi hanno avuto e hanno ancora l'epilessia. Alcune di queste persone sono: Socrate, Giulio Cesare, Alessandro Magno, Van Gogh, Napoleone, Alfred Nobel, Giovanna d'Arco, Sir Isaac Newton, Thomas Edison, Danny Glover (attore nei film Arma letale), Derrick Morris (NHL), Charles Dickens (autore), Leonardo Da Vinci (artista), Niel Young (musicista), Martin Luther King, Agatha Christie, Alfredo il Grande, Aristotele, Bud Abbott, Chanda Gunn, Charles Dickens, Carlo V di Spagna, Danny Glover, DJ Hapa, Edgar Allen Poe, Fyodor Mikhaylovich Dostoyevsky, George Frederick Handel, Hannibal, Hector Berlioz, Hugo Weaving, James Madison, Lewis Carrol, Lil Wayne, Lord Byron, Luigi XIII di Francia, Margaux Hemingway, Michelangelo, Napoleone Bonaparte, Niel Young, Nicolò Paganini, Paolo I di Russia, Pietro Ciajkovskij, Pietro il Grande, Principe, Pitagora, Richard Burton, Robert Schumann, Sir Isaac Newton, Sir Walter Scott, Socrate, Theodore Roosevelt, Truman Capote e Vincent Van Gogh. Ce ne sono altre migliaia, ma penso che questo sia sufficiente per dimostrare il fatto.

Mito 17: Le persone che hanno l'epilessia non sono intelligenti come la persona media

Le persone con epilessia hanno la stessa gamma di abilità e intelligenza di chiunque altro. Alcune persone hanno gravi convulsioni e non possono lavorare; altri hanno successo e sono produttivi in carriere impegnative. Molte persone con epilessia sono intelligenti o hanno un quoziente di intelligenza normale. Molti famosi leader, intellettuali, artisti e scienziati hanno l'epilessia eppure sono stati in grado di realizzare così tanto nonostante il disturbo. Le persone possono possedere abilità, talenti e intelligenza eccezionali in molti campi.

Le persone con epilessia hanno la stessa gamma di intelligenza della popolazione generale. Alcune condizioni che riducono la capacità mentale causano anche l'epilessia; ma l'epilessia in sé non diminuisce la capacità mentale. Avere l'epilessia non ha influito sulle capacità mentali di Alfred Nobel, Giulio Cesare, Charles Dickens, Alessandro Magno e molti altri individui che attualmente vivono vite soddisfacenti e di successo con l'epilessia.

Le persone con epilessia hanno in media lo stesso livello di intelligenza di quelle senza epilessia. L'apprendimento può essere reso più difficile se le convulsioni sono frequenti o se i farmaci hanno effetti collaterali molto pronunciati, come causare sonnolenza e affaticamento eccessivo. Tuttavia, l'epilessia in genere non causa una minore intelligenza. In effetti, alcune persone molto talentuose e brillanti hanno l'epilessia, tra cui alcune figure storiche piuttosto influenti come Sir Isaac Newton, Vincent Van Gogh, Ludwig van Beethoven, Agatha Christie e Napoleone.

Un altro mito comune è che i bambini con epilessia sono noiosi e non possono imparare, e quindi non dovrebbero essere mandati a scuola. Questa è spazzatura assoluta. La maggior parte dei bambini con epilessia ha un'intelligenza normale. Alcuni bambini con epilessia hanno un ritardo mentale coesistente, ma hanno qualche difetto cerebrale sottostante identificabile. Tuttavia, è anche vero che alcuni bambini con epilessia sono estremamente intelligenti. Pertanto, i genitori dovrebbero essere incoraggiati a iscrivere il proprio figlio con epilessia a scuole con altri bambini normali. In questo modo possono ritrovare la loro autostima e raggiungere il loro pieno potenziale.

Luogo comune 18: le persone che soffrono di crisi epilettiche non sono in grado di gestire lavori ad alta pressione o molto impegnativi

Le persone con disturbi convulsivi si trovano in tutti i ceti sociali ea tutti i livelli negli affari, nel governo, nelle arti e nelle professioni. Gli altri non sempre ne sono consapevoli perché, ancora oggi, molte persone con epilessia non ne parlano o del fatto che ce l'hanno per paura di quello che possono pensare gli altri.

La maggior parte delle persone con epilessia può lavorare e può avere carriere gratificanti. Alcuni possono ancora avere crisi epilettiche, ma possono essere impiegati preziosi se collocati nel lavoro giusto o quando vengono fatti accomodamenti. Le capacità di ogni persona dovrebbero essere considerate individualmente.

Le persone con epilessia hanno la stessa gamma di abilità e intelligenza di chiunque altro. Alcuni hanno gravi convulsioni e non possono lavorare; altri hanno successo e sono produttivi in carriere impegnative. Le persone con disturbi convulsivi si trovano in tutti gli stili di vita ea tutti i livelli degli affari, del governo, delle arti e delle professioni.

L'ADA richiede ai datori di lavoro di fornire aggiustamenti o modifiche, chiamati adattamenti ragionevoli, per consentire ai candidati e ai dipendenti con disabilità di godere di pari opportunità di lavoro, a meno che ciò non rappresenti un disagio eccessivo (ovvero, una difficoltà o una spesa significativa). Le sistemazioni variano a seconda delle esigenze della persona con disabilità. Non tutti i dipendenti con epilessia avranno bisogno di una sistemazione o richiederanno le stesse sistemazioni, e la maggior parte delle sistemazioni di cui una persona con epilessia potrebbe aver bisogno comporterà un costo minimo o nullo. Un datore di lavoro deve fornire una sistemazione ragionevole necessaria a causa dell'epilessia stessa, degli effetti dei farmaci o di entrambi. Ad esempio, un datore di lavoro potrebbe dover accogliere un dipendente che non è in grado di lavorare mentre si sottopone a test diagnostici per determinare il motivo delle sue crisi epilettiche oa causa degli effetti collaterali dei farmaci. Un datore di lavoro, tuttavia, non ha l'obbligo di monitorare le cure mediche di un dipendente o di assicurarsi che la persona stia riposando a sufficienza o assuma i farmaci come prescritto.

Le persone con epilessia possono gestire lavori con responsabilità e stress. Le persone con disturbi convulsivi si trovano in tutti i ceti sociali. Possono lavorare negli affari, nel governo, nelle arti e in ogni tipo di professione. Se lo stress colpisce i loro attacchi, potrebbero aver bisogno di imparare modi per gestire meglio lo stress, ma, a mio parere, tutti devono imparare come affrontare meglio lo stress. Potrebbero esserci alcuni tipi di lavoro che le persone con epilessia non possono svolgere a causa di possibili problemi di sicurezza. Altrimenti, avere l'epilessia non dovrebbe influenzare il tipo di lavoro o responsabilità che una persona ha.

Mito 19: Le persone con epilessia appaiono diverse e puoi individuarle a prima vista dal loro aspetto

Le persone con epilessia sembrano persone normali e la maggior parte delle persone non saprà nemmeno che alla persona è stata diagnosticata l'epilessia a meno che la persona con epilessia non abbia un attacco che vede di persona. Direi che circa il novanta per cento delle persone con epilessia dice solo ad amici intimi e familiari che hanno l'epilessia. Ciò è principalmente dovuto allo stigma associato a questo disturbo e alle supposizioni che altri fanno sulle persone con epilessia. Non c'è modo di dire se una persona ha l'epilessia o convulsioni solo guardandole.

Ci sono molti test utilizzati nella valutazione di una persona che potrebbe avere l'epilessia. Lo strumento principale per diagnosticare l'epilessia è un'attenta anamnesi medica con quante più informazioni possibili su come apparivano le crisi e cosa è successo poco prima che iniziassero. Un secondo strumento importante è un elettroencefalografo (EEG). Questo è un test che registra le onde cerebrali raccolte da minuscoli fili (elettrodi) posizionati sul cuoio capelluto. Le onde cerebrali mostrano modelli speciali che possono aiutare il medico a identificare l'epilessia. Quando l'EEG non mostra la causa dell'epilessia, le scansioni TC (tomografia computerizzata) o MRI (risonanza magnetica) possono essere utili in alcuni pazienti per cercare escrescenze, cicatrici o altre condizioni fisiche che potrebbero causare le convulsioni.

Mito 20: l'epilessia è spesso accompagnata da altri disturbi fisici, handicap e disabilità

L'epilessia è molto raramente accompagnata da altri disturbi fisici, handicap e disabilità. Ci sono tuttavia delle eccezioni, di solito quando la persona ha già un meccanismo patologico sottostante che può poi portare all'epilessia in seguito. Le persone con epilessia tendono ad avere più problemi fisici come lividi da lesioni legate a convulsioni, nonché tassi più elevati di condizioni psicologiche, tra cui ansia e depressione. Le persone con epilessia possono ferirsi gravemente o addirittura morire dopo un attacco perché sono incoscienti e non possono prevenire lesioni come cadute, annegamento, ustioni e attacchi prolungati.

La causa dell'epilessia è ancora sconosciuta in circa il cinquanta per cento dei casi a livello globale. Le cause dell'epilessia sono suddivise nelle seguenti categorie: strutturali, genetiche, infettive, immunitarie e sconosciute. Alcuni esempi di possibili cause includono: danno cerebrale da cause prenatali o perinatali (perdita di ossigeno o trauma durante il parto o basso peso alla nascita), anomalie congenite o condizioni genetiche con malformazioni cerebrali associate, grave trauma cranico, ictus che limita la quantità di ossigeno al cervello, un'infezione del cervello come meningite, encefalite o neurocisticercosi, alcune sindromi genetiche e un tumore al cervello.

Mito 21: l'epilessia è contagiosa e il disturbo può essere trasmesso con un semplice tocco

L'epilessia non è trasferibile da uno stretto contatto personale tramite baci, abbracci, rapporti sessuali, ecc. È una malattia non trasmissibile del cervello. Alcune delle cause comprovate sono infezioni cerebrali, ictus, traumi cerebrali o tumori. L'epilessia compare spesso per la prima volta nei bambini e nei giovani adulti, anche se chiunque può sviluppare l'epilessia in qualsiasi momento. È un effetto collaterale di una lesione cerebrale traumatica, che può verificarsi a seguito di incidenti automobilistici, cadute, litigi o ogni volta che il cervello subisce un tremendo colpo. I veterani possono sviluppare l'epilessia dopo una lesione cerebrale traumatica subita in combattimento da esplosioni o da qualsiasi numero di scenari.

Un altro mito che ho sentito relativo a questo particolare è: non toccare mai un paziente che ha un attacco. Il disturbo ti verrà trasmesso. Che cosa? Incredibile! Il paziente che ha un attacco ha bisogno del tuo aiuto e dovrebbe ricevere cure adeguate. È impossibile "prenderlo" entrando in contatto con il paziente, così come il diabete o l'ipertensione non sono contagiosi. L'epilessia non può essere trasmessa ad altri toccando il paziente.

Mito 22: l'epilessia non può essere causata da un evento accaduto molto tempo prima che si verificasse la prima crisi

L'epilessia può essere causata da un evento che si è verificato molto tempo prima che si verificasse la prima crisi. In circa il settanta per cento dei casi, non è possibile trovare alcuna causa nota. Tra le altre cose, potrebbe essere una qualsiasi delle numerose cose che possono fare la differenza nel modo in cui funziona il cervello. Ad esempio, lesioni alla testa o mancanza di ossigeno durante il parto possono danneggiare il delicato sistema elettrico del cervello. Altre cause possono includere ictus, problemi nello sviluppo del cervello prima della nascita, tumori cerebrali, condizioni genetiche (come la sclerosi tuberosa) e infezioni come la meningite o l'encefalite.

Le cause dell'epilessia variano a seconda dell'età della persona. Alcune persone senza una chiara causa di epilessia possono avere una causa genetica. Ma ciò che è vero per ogni età è che la causa è sconosciuta per circa la metà di tutti coloro che soffrono di epilessia.

Alcune persone senza causa nota di epilessia possono avere una forma genetica di epilessia. Uno o più geni possono causare l'epilessia, o l'epilessia può essere causata dal modo in cui alcuni geni funzionano nel cervello. La relazione tra geni e convulsioni può essere molto complessa ei test genetici non sono ancora disponibili per molte forme di epilessia.

Circa tre persone su dieci hanno un cambiamento nella struttura del loro cervello che provoca le tempeste elettriche delle convulsioni. Alcuni bambini piccoli possono nascere con un cambiamento strutturale in un'area del cervello che provoca convulsioni. Circa tre bambini su dieci con disturbo dello spettro autistico possono anche avere convulsioni. La causa esatta e la relazione non sono ancora chiare.

Le infezioni del cervello sono anche cause comuni di epilessia. Le infezioni iniziali vengono trattate con farmaci, ma l'infezione può lasciare cicatrici sul cervello che causano convulsioni in un secondo momento.

Le persone di tutte le età possono avere ferite alla testa, anche se gravi lesioni alla testa si verificano più spesso nei giovani adulti. Nella mezza età, ictus, tumori e lesioni sono più frequenti. Nelle persone di età superiore ai sessantacinque anni, l'ictus è la causa più comune di crisi epilettiche di nuova insorgenza. Anche altre condizioni come il morbo di Alzheimer o altre condizioni che influenzano la funzione cerebrale possono causare convulsioni.

Alcune possibili cause dell'epilessia nei neonati sono: malformazioni cerebrali, mancanza di ossigeno durante il parto, bassi livelli di zucchero nel sangue, calcio nel sangue, magnesio nel sangue o altri problemi elettrolitici, errori congeniti del metabolismo, emorragia intracranica e uso materno di droghe.

Alcune possibili cause di epilessia nei neonati e nei bambini sono: febbre (convulsioni febbrili), tumore al cervello (raramente) e infezioni.

Alcune possibili cause di epilessia nei bambini e negli adulti sono: condizioni congenite (sindrome di Down; sindrome di Angelman; sclerosi tuberosa e neurofibromatosi), fattori genetici, malattia cerebrale progressiva (rara) e trauma cranico (solitamente da incidenti automobilistici o da un colpo alla testa).

Alcune possibili cause di epilessia negli anziani sono: ictus, morbo di Alzheimer e/o traumi.

Mito 23: è possibile prevedere le convulsioni se ci si impegna abbastanza

Le persone con epilessia solo a volte ricevono un avvertimento prima di un attacco. Questo di solito è pochi secondi prima che inizi, ma la persona non può fermare il sequestro una volta che è iniziato. Alcune persone sperimentano una sensazione chiamata aura prima che inizi un attacco. Un'aura è una sensazione o un'esperienza che può avvertire la persona che potrebbe iniziare una crisi più grave. L'aura è l'inizio di una semplice crisi parziale prima che si diffonda ad altre aree del cervello. Esempi di un'aura includono una sensazione di paura o malattia o uno strano odore o sapore.

Una preoccupazione per una persona con epilessia non sono solo le convulsioni che si vedono, ma anche quelle che non vengono rilevate. Ciò è particolarmente vero per le convulsioni che una persona può avere nel sonno.

L'obiettivo del trattamento dell'epilessia è utilizzare farmaci e altre terapie per mantenere una persona libera da crisi il più a lungo possibile, prevenendo così lesioni, annegamento, ustioni o convulsioni prolungate. Tuttavia, è possibile che una persona possa pensare che la propria epilessia sia controllata, ma può comunque avere convulsioni notturne di cui non è a conoscenza.

Un'altra preoccupazione per le convulsioni è il rischio di morte improvvisa inaspettata nell'epilessia (SUDEP). Ciò si verifica quando una persona muore improvvisamente dopo un attacco. Sebbene le cause esatte siano sconosciute, i cambiamenti nella respirazione (come qualcosa che soffoca la persona) o i ritmi cardiaci possono essere un fattore. Rilevando le convulsioni, i dispositivi per l'epilessia possono essere in grado di prevenire la SUDEP.

Indossare un braccialetto Medic Alert è importante per le persone con epilessia. Ciò consente agli operatori sanitari di emergenza di identificare rapidamente una persona con epilessia e mettersi in contatto con i contatti di emergenza. Sono disponibili numerosi dispositivi di allerta delle crisi. Questi vanno dai tradizionali braccialetti in metallo ai morbidi braccialetti in silicone. Alcune persone indossano anche collane in stile piastrina con la scritta "epilessia". Questi accessori possono anche indirizzare il personale di emergenza a una scheda portafoglio che mostra l'elenco dei farmaci cronici della persona.

Alcune aziende, come American Medical ID, incidono un numero personalizzato e un sito Web a cui un operatore sanitario può accedere. Il sito web ha una cartella clinica della persona che indossa il braccialetto. Ciò consente un rapido accesso agli elenchi di farmaci e alle informazioni sulla salute per aiutare una persona a ricevere cure mediche rapide.

I dispositivi per materassi possono essere posizionati sotto il materasso di una persona. Se subiscono un attacco, lo scuotimento causerà vibrazioni che attivano un allarme.

Esempi di dispositivi per materassi disponibili includono l'allarme di movimento Medpage e il monitor del sonno Emfit MM. Questi monitor possono fornire tranquillità ai genitori che temono che il loro bambino possa avere un attacco mentre dorme senza che loro lo sappiano.

Un'altra opzione per monitorare una persona per le convulsioni è un dispositivo fotografico. Questi dispositivi utilizzano una telecamera a infrarossi remota per rilevare i movimenti. Se una persona che dorme ha movimenti insoliti, come tremori convulsivi, la telecamera attiverà un allarme. Un esempio di una telecamera di allarme sequestro è il SAMi. Questo dispositivo invierà una notifica al telefono di una persona e registrerà il video del sequestro di una persona. Questo può aiutare i medici a visualizzare il sequestro e fornire maggiori informazioni sul tipo e sulla natura del sequestro.

Mito 24: La persona che ha la crisi soffre di dolore durante la crisi

La persona che ha il sequestro è incosciente e quindi non sente nulla durante il sequestro. Quando il sequestro è finito e la persona si sveglia, all'inizio sarà confusa su ciò che è accaduto e quando riprenderà conoscenza, inizierà a sentire il dolore per qualsiasi ferita che potrebbe essersi procurata durante il sequestro.

Non è sempre necessario chiamare un'ambulanza quando una persona ha un attacco. A meno che la crisi non duri più di cinque minuti (dall'inizio della crisi) o sia seguita da una serie di crisi, raramente è necessario chiamare un'ambulanza a meno che la persona non sia gravemente ferita e necessiti di cure mediche o ricovero. Ci sono farmaci che possono essere usati per fermare le crisi prolungate, ma nel complesso, lascia che le crisi facciano il loro corso.

Se la crisi della persona dura più di cinque minuti, si chiama stato epilettico e potrebbe causare la morte se non interrotta. In questo caso, la persona deve essere portata in ospedale dove riceverà un'iniezione con farmaci per fermare il sequestro.

Mito 25: l'epilessia non può essere controllata efficacemente

L'epilessia può essere efficacemente controllata con farmaci antiepilettici e non tutti coloro che soffrono di epilessia hanno frequenti crisi epilettiche. Alcune persone hanno convulsioni frequenti, a volte ne sperimentano più di una al giorno, mentre altre sono più controllate, sperimentandole solo una volta all'anno. Alcune persone hanno un'eccellente gestione delle crisi e non hanno avuto crisi da un decennio o più. I farmaci per l'epilessia offrono un buon controllo alla grande maggioranza delle persone che ricevono il farmaco. Ci sono alcuni, tuttavia, che non sono aiutati dal trattamento e hanno un'epilessia intrattabile. L'epilessia colpisce tutti in modo diverso.

Esistono molti farmaci diversi usati per trattare l'epilessia, questi farmaci sono noti come farmaci antiepilettici. Lo scopo del trattamento farmacologico è controllare le crisi con effetti collaterali minimi, preferibilmente con un singolo farmaco. La scelta e la dose esatte dipendono dal tipo di crisi, ma è probabile che la maggior parte dei pazienti inizi con valproato di sodio o carbamazepina. Altri farmaci che possono essere utilizzati includono i più recenti farmaci antiepilettici, lamotrigina e gabapentin. Il vecchio farmaco fenitoina tende ad essere riservato ai casi difficili da trattare a causa dei suoi spiacevoli effetti collaterali.

Altri farmaci utilizzati nel trattamento dell'epilessia includono tranquillanti e antidepressivi, sia per aiutare a controllare i sintomi primari sia per alleviare gli effetti collaterali del trattamento. Alcuni tipi di terapia complementare, come le tecniche di rilassamento, i massaggi, lo yoga e l'aromaterapia possono essere utili in questo senso.

L'epilessia viene diagnosticata principalmente dal medico che ascolta attentamente una descrizione del modo in cui si è verificata la crisi, preferibilmente da qualcuno che l'ha vista. Un EEG (elettroencefalogramma) dell'attività elettrica nel cervello e una scansione del cervello, di solito mediante risonanza magnetica (MRI), forniscono ulteriori informazioni al neurologo o all'epilettologo per diagnosticare il tipo di epilessia e decidere quali farmaci antiepilettici sarebbero i migliori per curare il paziente.

Un numero crescente di persone si sottopone a un intervento chirurgico per l'epilessia. Ciò è particolarmente vero per i giovani con crisi parziali semplici, originate dai lobi temporali della corteccia cerebrale, che non rispondono al trattamento farmacologico. Le scansioni MRI e altri test aiutano a localizzare l'area precisa del cervello interessata in modo che possa essere rimossa.

Ci sono altri trattamenti usati per trattare l'epilessia se la medicina non funziona abbastanza bene per te, il tuo medico può consigliare altri tipi di trattamento come:

<u>Stimolazione del nervo vago (VNS):</u> questo trattamento invia piccoli impulsi di energia al cervello da uno dei nervi vago. Questo è un paio di grandi nervi nel collo. Se hai crisi parziali che non sono controllate bene con la medicina, VNS può essere un'opzione. La VNS viene eseguita posizionando

chirurgicamente una piccola batteria nella parete toracica. Piccoli fili vengono quindi attaccati alla batteria e posizionati sotto la pelle e attorno a uno dei nervi vaghi. La batteria è quindi programmata per inviare impulsi di energia ogni pochi minuti al cervello. Quando senti che sta arrivando una crisi, puoi attivare gli impulsi tenendo un piccolo magnete sopra la batteria. In molti casi, questo aiuterà a fermare il sequestro. VNS può avere effetti collaterali come voce rauca, dolore alla gola o cambiamento di voce.

Chirurgia: la chirurgia può essere eseguita per rimuovere la parte del cervello in cui si verificano le convulsioni. Oppure l'intervento chirurgico aiuta a fermare la diffusione delle cattive correnti elettriche attraverso il cervello. La chirurgia può essere un'opzione se le tue convulsioni sono difficili da controllare e iniziano sempre in una parte del cervello che non influisce sulla parola, sulla memoria o sulla vista. La chirurgia per le crisi epilettiche è molto complessa. Viene eseguito da un'équipe chirurgica specializzata. Potresti essere sveglio durante l'intervento. Il cervello stesso non sente dolore. Se sei sveglio e in grado di seguire i comandi, i chirurghi sono in grado di controllare meglio le aree del tuo cervello durante la procedura. La chirurgia non è un'opzione per tutti coloro che soffrono di convulsioni.

Se hai l'epilessia, puoi gestire la tua salute e conviverci. Scoprire di avere l'epilessia non è la fine del mondo. È possibile tenere sotto controllo l'epilessia con l'aiuto del neurologo e dei farmaci antiepilettici. Assicurati solo di: prendere i tuoi farmaci antiepilettici esattamente come indicato (anche gli orari in cui prendi i tuoi farmaci sono molto importanti perché devi mantenere i livelli dei farmaci nel flusso sanguigno allo stesso livello per tutto il tempo), assicurati di dormire a sufficienza (la mancanza di sonno può spesso scatenare un attacco), evita tutto ciò che può scatenare un attacco (persone diverse hanno fattori scatenanti diversi, quindi dovrai capire quali sono i tuoi fattori scatenanti ed evitarli), fai dei test come spesso se necessario (se il tuo neurologo prende appuntamenti per determinati test, allora vai a fare i test perché il tuo neurologo avrà le sue ragioni per richiedere che il test venga eseguito), assicurati di vedere regolarmente il tuo medico e neurologo (questo ti darà anche un po' di tranquillità).

È importante chiamare il proprio medico se i sintomi peggiorano e si hanno convulsioni più frequentemente di prima o se si hanno effetti collaterali del medicinale. La maggior parte delle persone che iniziano ad assumere farmaci antiepilettici per la prima volta può avere alcuni piccoli effetti collaterali, ma se questi interferiscono con la tua vita quotidiana dovrai parlare con il tuo neurologo per provare un altro tipo di farmaco.

Una crisi si verifica quando una o più parti del cervello presentano un'esplosione di segnali elettrici anomali che interrompono i segnali normali. Ci sono molti tipi di convulsioni. Ognuno può causare diversi tipi di sintomi. Questi vanno da lievi movimenti del corpo alla perdita di coscienza e convulsioni. L'epilessia è quando si hanno due o più convulsioni senza causa nota. L'epilessia è trattata con la medicina. In alcuni casi, può essere trattata con VNS o intervento chirurgico. È importante evitare tutto ciò che provoca convulsioni. Ciò include la mancanza di sonno.

Mito 26: Qualcuno con l'epilessia porta lo stigma alla famiglia e quindi dovrebbe essere nascosto

Lo stigma è rilevante sia per la persona con epilessia che per i suoi familiari per diversi motivi.

In primo luogo, diversi studi hanno dimostrato che lo stigma correlato alla malattia ha avuto effetti potenti sullo stato economico, sul benessere psicologico, sulle interazioni sociali e sulla salute generale, anche maggiori degli effetti della malattia stessa.

In secondo luogo, lo stigma può interferire con l'accesso tempestivo all'assistenza sanitaria, la diagnosi precoce, il trattamento e l'aderenza al trattamento e alle raccomandazioni sullo stile di vita perché la persona e/o la sua famiglia e i suoi amici non vogliono che gli altri sappiano che hanno l'epilessia o qualcuno in famiglia con l'epilessia. Uno studio in Gran Bretagna che confrontava l'epilessia nelle persone di origine indiana con la popolazione nativa aveva dimostrato che un minor numero di persone di origine indiana accedeva alle cure mediche a causa della maggiore costrizione a nascondere l'epilessia; molti intervistati ricorsero invece a terapie alternative, in particolare quando le crisi epilettiche non rispondevano alle moderne cure mediche.

In terzo luogo, lo stigma è legato a un'ampia gamma di conseguenze psicosociali, tra cui una perdita di autostima, ritiro sociale e isolamento, che spesso influenzano gli altri all'interno della rete sociale. Nel sud dell'India, ad esempio, i genitori di bambini con epilessia tendevano a isolarsi dagli altri nella loro rete sociale.

In quarto luogo, lo stigma ha il potenziale per influenzare la fornitura di assistenza alle persone con epilessia. La percezione negativa dell'epilessia tra i professionisti medici e la discriminazione strutturale derivante dallo stigma possono compromettere l'utilizzo del servizio, in particolare quando vi è scarsità di risorse per il trattamento, la riabilitazione e la ricerca.

Una persona a cui è stata diagnosticata l'epilessia può provare una serie di emozioni come rabbia, frustrazione e depressione. La preoccupazione per il futuro e le risposte negative di amici e familiari possono lasciare una persona vulnerabile e sola. Vivere con l'epilessia può comportare sfide personali, ma non deve comportare l'incapacità di vivere una vita gratificante e piena.

L'epilessia è uno dei disturbi neurologici gravi più diffusi al mondo. Più di cinquanta milioni di persone in tutto il mondo vivono con l'epilessia e l'ottanta per cento vive in paesi economicamente in difficoltà e in via di sviluppo. I tassi di prevalenza stimati per l'epilessia suggeriscono che tra i sei ei dieci milioni di persone convivono con l'epilessia in India. La gestione medica e chirurgica dell'epilessia è progredita notevolmente nel recente passato. La remissione delle crisi è possibile in ben il settanta per cento dei pazienti con un trattamento appropriato e tempestivo. L'avvento di strumenti diagnostici avanzati come il video EEG, la risonanza magnetica e altre ulteriori indagini hanno permesso di identificare specifiche sindromi epilettiche che meglio rispondono all'intervento chirurgico.

Nonostante questi progressi scientifici, ci sono stati pochi progressi percettibili nella riabilitazione delle persone con epilessia, confermando la controversia che l'epilessia esiste in due mondi paralleli: uno dei progressi scientifici nella gestione dell'epilessia in cui sono stati osservati enormi progressi e l'altro, un mondo più oscuro di superstizione e pregiudizio che rimane abbastanza resistente alle numerose iniziative per le persone con epilessia. Indipendentemente dal tipo di epilessia, questa condizione continua ad avere impatti ad ampio raggio su molteplici domini della vita di un individuo. Ad esempio, un sequestro che dura solo pochi secondi può comportare la completa perdita dei privilegi di guida, poiché la legge indiana continua a rifiutare la patente alle persone con epilessia. L'epilessia può influenzare l'indipendenza economica attraverso la perdita di produttività, occupazione o sottoccupazione a causa di restrizioni sull'istruzione. Inoltre, le persone con epilessia devono fare i conti con gli effetti collaterali dei farmaci e le restrizioni dello stile di vita necessarie per gestire la loro condizione. Inoltre, le persone con epilessia sono doppiamente vulnerabili a causa dello stigma diffuso intorno alla condizione nella maggior parte delle società. La ricerca da Stati Uniti, Iran, Etiopia, Zambia, Vietnam e Cina, nonché diversi paesi europei e mediorientali, ha dimostrato che lo stigma relativo all'epilessia è una delle principali preoccupazioni in tutto il mondo. I medici, pur essendo spesso accurati nella diagnosi e nel trattamento, spesso non riescono ad affrontare lo stigma e il conseguente carico psicosociale che accompagna condizioni come l'epilessia.

Concentrandosi principalmente sulle popolazioni europee e nordamericane, i lavori di studiosi come Scambler, Hopkins e Conrad si sono confrontati con le esperienze vissute di persone con epilessia e hanno portato a una migliore comprensione dello stigma, particolare dell'epilessia. Due concetti chiave emersi da Scambler e Hopkins distinguevano tra stigma "promulgato" e "sentito". Lo stigma emanato si riferisce ad atti o casi di discriminazione contro le persone con epilessia sulla base della loro percepita inaccettabilità o inferiorità. Ciò potrebbe includere discriminazione palese sul posto di lavoro o nell'istituto scolastico, negligenza, ostilità, abuso o ciò che gli intervistati hanno definito discriminazione "giusta e legittima", come il divieto di guidare o utilizzare macchinari pesanti. "Felt stigma" si riferisce all'anticipazione o alla paura dello stigma messo in atto o delle reazioni negative all'ammissione dell'epilessia, che comprende anche sentimenti di "differenza" e vergogna. Lo stigma sentito non deve essere basato su esperienze personali di stigma messo in atto, ma è spesso costruito su risposte sociali percepite all'epilessia ed è debilitante quanto lo stigma messo in atto stesso.

L'unità familiare è una componente necessaria per la comprensione dei processi di stigma. Schneider e Conrad hanno suggerito che i genitori possono effettivamente (consciamente o inconsciamente) inculcare lo stigma nei loro figli attraverso le loro percezioni, atteggiamenti e azioni. Questa particolare intuizione è rilevante per i medici che lavorano con persone affette da epilessia in India, poiché la decisione di cercare un trattamento viene spesso presa in un contesto familiare e anche l'interazione medico-paziente è mediata attraverso i membri della famiglia.

Lo stigma deve essere inteso in relazione al funzionamento psicologico di routine (le tendenze a categorizzare), ai processi e ai raggruppamenti sociali, nonché alle variabili strutturali all'interno delle società, come il potere sociale, i ruoli di genere e la giustizia sociale. I professionisti medici che lavorano con persone affette da epilessia in India non possono trattare la condizione nel vuoto. Il medico deve avere una buona comprensione del funzionamento e delle risorse psicologiche individuali, delle dinamiche familiari, del potere familiare e dei ruoli di genere oltre a una più ampia percezione sociale e culturale della condizione.

Lo stigma legato all'epilessia si manifesta tra le persone che vivono con questa condizione in India, a livello individuale, familiare, sociale e strutturale. I molteplici livelli lungo i quali lo stigma può essere sperimentato contribuiscono al "peso" dell'epilessia in modi che non possono essere necessariamente quantificati utilizzando misure tradizionali come le misure di mortalità e morbilità. A livello individuale, lo stigma può manifestarsi sotto forma di diminuzione della fiducia in se stessi, ritiro, isolamento autoimposto, perdite finanziarie e tendenze a interiorizzare la vergogna, nonché percezioni negative di sé e dell'epilessia, che hanno tutti numerosi rivoli -down effetti su praticamente tutti gli aspetti della vita di un individuo. A livello delle unità sociali più ampie, lo stigma si manifesta in innumerevoli modi. Ad esempio, lo stigma correlato all'epilessia ha il potenziale per influenzare variabili sociali come l'integrazione sociale, il grado di interazione con le reti sociali e le attività dei gruppi di pari. A un bambino affetto da epilessia può essere negato l'accesso continuato all'istruzione perché gli atteggiamenti sociali nelle istituzioni educative sono pregiudizievoli e discriminatori. In un paese in cui la maggior parte dei matrimoni rimane combinata, le famiglie di persone con epilessia possono affrontare lo stigma quando cercano di organizzare i matrimoni. I datori di lavoro possono rifiutare l'assunzione a potenziali dipendenti con epilessia o rifiutare l'avanzamento a dipendenti esistenti con epilessia.

Lo stigma strutturale può essere percepito nelle politiche delle istituzioni private e statali, che sistematicamente discriminano o limitano le opportunità disponibili per i gruppi stigmatizzati. Una delle più importanti di queste istituzioni statali è la legge; la legge può essere una forza potente che lotta contro l'azione dello stigma nella società e nella strutturazione della resistenza individuale allo stigma. Allo stesso modo, può svolgere molti ruoli nell'affermazione o nella promulgazione dello stigma. Le persone hanno esaminato le leggi statali negli Stati Uniti per illustrare la discriminazione strutturale sistematica correlata alla malattia mentale. La storia legale indiana fornisce prove coerenti dello stigma strutturale contro le persone con epilessia nonostante le dichiarazioni nelle pubblicazioni dell'Organizzazione mondiale della sanità secondo cui le costruzioni legali dell'epilessia in India si erano evolute. Ad esempio, l'Hindu Marriage Act del 1955 e lo Special Marriage Act del 1954 annullavano entrambi il matrimonio se un partner era soggetto a "ricorrenti attacchi di follia ed epilessia". Diversi anni di lotta legale da parte dell'Indian Epilepsy Association hanno portato alla rimozione dell'epilessia come criterio di annullamento quasi alla fine del ventesimo secolo. Una breve panoramica dei documenti giudiziari del ventesimo secolo rivelerà che questa particolare disposizione è stata ampiamente utilizzata per discriminare le donne con epilessia, in particolare. Anche dopo che le leggi sul matrimonio hanno raggiunto i progressi della medicina e la comprensione dell'epilessia, rimane una questione controversa nei tribunali di famiglia in tutta l'India. La pratica sfortunata ma comune di nascondere l'epilessia ai coniugi è spesso costruita come frode e crudeltà, e la condizione è ancora offerta come falsa prova che le persone con epilessia sono incapaci di sostenere una vita coniugale. Dati recenti provenienti dagli Stati Uniti hanno dimostrato che i sequestri sono responsabili di incidenti automobilistici mortali meno spesso (0,2%) rispetto alla guida in stato di ebbrezza (31%). A differenza degli Stati Uniti e di molti altri paesi, il Motor Vehicles Act in India non consente il rilascio della patente per guidare un veicolo a motore, se il richiedente soffre di epilessia. Nonostante la petizione al governo indiano da parte di gruppi di interesse per consentire legalmente la guida alle persone con epilessia, ci sono stati pochi progressi su questo fronte. Inoltre, le coperture assicurative per le persone con epilessia in India sono emesse a tariffe svantaggiose e alle persone con epilessia vengono negati i benefici in caso di incidenti/morti dovuti all'epilessia.

L'assenza di adeguate strutture legali che limitino o mitighino il comportamento discriminatorio nei confronti delle persone con epilessia è altrettanto evidente dello stigma strutturale contro l'epilessia in India. Mentre le leggi sulla disabilità in Nord America e nel Regno Unito assicurano che i datori di lavoro possano garantire che i dipendenti con epilessia non subiscano discriminazioni sul posto di lavoro da parte di altri dipendenti o per quanto riguarda l'accesso a determinate occupazioni, ad oggi non esistono disposizioni legali equivalenti in India. Pertanto, l'epilessia in India può ancora essere un potenziale motivo per negare l'accesso all'occupazione se i datori di lavoro, ad esempio, scoprono l'epilessia di un dipendente o potenziale dipendente e ritengono che sia disoccupato a causa della sua salute poiché il datore di lavoro ha il diritto legale di farlo . La legge indiana, così com'è, può perpetuare la stigmatizzazione incoraggiando le persone con epilessia a continuare con l'occultamento sistematico e il segreto sulla loro condizione, piuttosto che dare loro lo spazio per la divulgazione, l'accettazione, la protezione e l'attivismo. Lo stigma strutturale è evidente anche attraverso l'assenza di costruzioni legali accurate e flessibili dell'epilessia, che riflettono l'attuale conoscenza medica della condizione. La mancanza di spazi pubblici concessi all'epilessia è un'ulteriore prova del profondo stigma strutturale sottostante all'epilessia in India. Ad esempio, non esistono programmi di sensibilizzazione a livello nazionale per promuovere percezioni accurate dell'epilessia in India e l'epilessia è sistematicamente scontata nelle politiche nazionali di sanità pubblica, nonostante i milioni di persone che convivono con la condizione e affrontano varie sfide successive.

La misurazione o la valutazione dello stigma è un'impresa difficile, poiché richiede strumenti culturalmente sensibili ma universalmente applicabili. Gli strumenti che consentono la quantificazione includono questionari (in particolare conoscenze, atteggiamenti e pratiche riportate) che suscitano alcune informazioni sull'insieme esistente di credenze e percezioni intorno a una particolare condizione di salute. Uno degli strumenti comunemente usati è uno strumento di screening a tre domande. Queste affermazioni sono "Sento che alcune persone sono a disagio con me", "Sento che alcune persone mi trattano come una persona inferiore" e "Sento che alcune persone preferirebbero evitarmi". Questo è stato originariamente sviluppato per l'ictus ed è stato successivamente adattato per l'uso nell'epilessia. Alcuni ricercatori hanno utilizzato strumenti più elaborati con dieci o più domande. Le scale consentono inoltre ai ricercatori di calcolare l'entità dello stigma e i relativi cambiamenti. Ad esempio, il lavoro negli Stati Uniti, nella Germania occidentale, in Gran Bretagna e in Italia ha illustrato come le percezioni pubbliche negative sull'epilessia e sulle persone con epilessia siano gradualmente cambiate nel corso del ventesimo secolo. Tuttavia, gli approcci quantitativi hanno i loro limiti, che possono essere superati utilizzando una combinazione di strumenti quantitativi e qualitativi, che presentano altri vantaggi. I metodi qualitativi includono interviste a informatori, discussioni di focus group e osservazione dei partecipanti, che consentono agli investigatori una comprensione più dettagliata del funzionamento dello stigma e del pregiudizio.

La misurazione dello stigma offre inoltre ai ricercatori l'opportunità di identificare le possibili cause che influenzano lo stigma. Una breve revisione della letteratura suggerisce che esiste una variazione significativa nei fattori associati allo stigma. Ad esempio, alcuni studi riportano una connessione tra la durata del periodo di remissione delle crisi e i livelli di stigma. Uno studio europeo sulle cause dello stigma ha riportato che la frequenza delle crisi era positivamente collegata allo stigma nella maggior parte dei paesi in questo studio. Tuttavia, altri ricercatori hanno riferito al contrario che lo stigma o la qualità della vita (QOL) potrebbero non essere necessariamente correlati alla frequenza delle crisi. Altri fattori come il genere (Belgio, Portogallo, Regno Unito), l'età di insorgenza precoce (Francia, Germania, Italia, Spagna e Regno Unito), la minore durata dell'epilessia (Paesi Bassi, Polonia e Turchia) e la conoscenza limitata dell'epilessia (Germania, Italia , Paesi Bassi, Polonia, Portogallo e Turchia) sono stati significativamente associati a stigma elevato. Le persone al di fuori del matrimonio (mai sposate, divorziate/separate o vedove) hanno percepito uno stigma più elevato rispetto ad altre. Altre variabili indicative di uno stigma più elevato sono socioeconomiche, demografiche e biomediche. Lo stigma più elevato era collegato a disoccupazione, reddito limitato, scarso controllo delle convulsioni, maggiore interferenza delle convulsioni con le attività quotidiane, livelli di fiducia inferiori nella gestione dell'epilessia, esiti più negativi con convulsioni e minore soddisfazione del paziente.

Nonostante l'aumento del lavoro sulla valutazione dello stigma correlato all'epilessia nel mondo sviluppato, esiste un piccolo numero di ricerche sistematiche simili sullo stigma correlato all'epilessia in gran parte del mondo in via di sviluppo, e sicuramente nell'Asia meridionale. Sono state condotte ricerche sullo stigma correlato all'epilessia in stati come il Kerala e il Karnataka. Il corpo di lavoro esistente utilizzava approcci ospedalieri e basati sulla popolazione che coinvolgevano questionari. A Mangalore, è stato riscontrato che la stigmatizzazione era correlata all'età e all'istruzione dell'intervistato, sebbene non fosse correlata al sesso e allo stato professionale. Tuttavia, le diverse radici, manifestazioni e determinanti dello stigma correlato all'epilessia in India devono ancora essere studiate in modo completo.

Una delle risposte individuali e familiari più comuni allo stigma è l'occultamento o l'occultamento parziale. Nel caso dell'epilessia, ciò significa che nascondono il più possibile tutti i segni tangibili della condizione, come i farmaci o le stesse convulsioni. Le persone con epilessia evitano o cercano di limitare la stigmatizzazione gestendo le informazioni attraverso due processi: occultamento generale o divulgazione selettiva. Tuttavia, l'occultamento come strategia di gestione dello stigma ha i suoi svantaggi ed è noto che contribuisce ad aumentare le aspettative di rifiuto e stigmatizzazione, spesso risultando in un circolo vizioso di segretezza, ritiro, isolamento e comportamenti socialmente disadattivi.

Negli ultimi anni, l'Organizzazione mondiale della sanità, l'Ufficio internazionale dell'epilessia e la Lega internazionale contro l'epilessia sono emersi con una campagna globale contro l'epilessia chiamata "Out of the Shadows". Uno dei temi principali di questa iniziativa è stato quello di ridurre lo stigma attorno a questa condizione e programmi che includono progetti dimostrativi in Cina, Brasile e altri paesi hanno tentato di ottenere un miglioramento dello stigma. Il progetto dimostrativo in Cina aveva individuato un persistente e considerevole divario di conoscenze nella Cina rurale riguardo a quasi tutti gli aspetti dell'epilessia. Qui, le persone si rivolgono ai professionisti cinesi tradizionali tanto quanto ai professionisti delle medicine moderne. I ricercatori cinesi suggeriscono anche che efficaci programmi di educazione comunitaria sull'epilessia debbano includere la formazione e l'istruzione congiunta di professionisti della medicina tradizionale e moderna. L'indagine brasiliana ha adottato un approccio su più fronti allo stigma e l'istruzione e la formazione sono state fornite agli operatori sanitari e agli insegnanti delle scuole. Inoltre, il progetto ha ideato uno strumento di valutazione dello stigma, che ha rivelato come lo stigma fosse vario, dinamico e dipendente da fattori sociali, linguistici e culturali. Progetti simili sulla scala tentata in Cina e Brasile, tuttavia, devono ancora essere intrapresi in India.

Sfortunatamente, lo stigma nei confronti delle persone con epilessia e delle loro famiglie continua ad essere ampiamente diffuso. Ogni sforzo dovrebbe essere fatto per rimuovere questo stigma attraverso l'educazione e la consapevolezza.

Mito27: Eseguire la respirazione artificiale su qualcuno che sta avendo un attacco

Chiunque abbia un attacco epilettico, che gli sia stata diagnosticata o meno l'epilessia, non avrà bisogno della respirazione artificiale. Mi è stata data la respirazione artificiale durante una crisi tonico-clonica e il mio petto è stato molto doloroso per giorni dopo.

Se qualcuno inizia ad avere un attacco e tu sei nelle vicinanze e sei in grado di aiutarlo, cerca di mantenere la calma e di evitare che la persona si ferisca. Se qualcuno sta avendo un attacco convulsivo (tonico-clonico o grande male), metti qualcosa di morbido sotto la testa, allenta tutto ciò che è stretto intorno al collo, sposta gli oggetti fuori dalla sua strada e fai rotolare delicatamente la persona su un fianco (la posizione di recupero) . Non trattenere mai nessuno durante un attacco. Se qualcuno sta avendo una crisi che comporta uno stato di stordimento e/o movimenti senza scopo (complesso parziale), resta con la persona, allontana gli oggetti dalla sua traiettoria e guidala lontano dal pericolo. Successivamente, parla gentilmente per confortare e rassicurare la persona. La persona si sveglierà di nuovo, dagli solo tempo. Avere un attacco, soprattutto tonico-clonico, rende il tuo corpo molto dolorante e stanco.

A meno che la crisi non duri più di cinque minuti o sia seguita da una serie di crisi, raramente è necessario chiamare un'ambulanza. Ci sono farmaci che possono essere usati per fermare le crisi prolungate, ma nel complesso, lascia che le crisi facciano il loro corso.

Le convulsioni molto spesso non sono emergenze mediche e non sempre è necessaria un'ambulanza. Dovresti chiamare il 911 oi servizi di emergenza, tuttavia, se: un attacco dura cinque minuti o più o si ripete uno dopo l'altro senza che la persona riprenda conoscenza nel mezzo; è il primo sequestro della persona; la persona è ferita durante il sequestro (a causa di una caduta o ustioni); il sequestro avviene in acqua; o la persona è incinta o ha il diabete.

Le convulsioni di solito non causano interruzioni della respirazione per lunghi periodi di tempo. La persona avrà una respirazione superficiale e talvolta ritardata, ma nella maggior parte dei casi non è necessaria la rianimazione artificiale. È importante cronometrare il sequestro. Qualsiasi attacco che duri più di cinque minuti o quando la persona sta "diventando blu" può richiedere un intervento medico. Preparati a chiedere assistenza, ma di solito non è necessario.

Il pronto soccorso corretto per il sequestro è semplice: resta. Sicuro. Lato. RIMANI con la persona e inizia a cronometrare il sequestro. Mantieni la persona al SICURO. Gira la persona dalla sua parte se non è sveglia e consapevole. NON mettergli niente in bocca. NON trattenere la persona. Resta con loro finché non sono svegli e vigili dopo il sequestro. Chiama il 911 o i servizi di emergenza se il sequestro dura più di cinque minuti; se hanno ripetute convulsioni; se hanno difficoltà a respirare; se il sequestro avviene in acqua; se la persona è ferita, incinta o malata; se la persona non ritorna al suo stato abituale, se è la prima volta che ha un attacco; o se la persona chiede assistenza medica.

In generale, una crisi dovrebbe essere considerata un'emergenza se: le crisi non si interrompono entro pochi minuti, rimane una confusione prolungata dopo la crisi (di solito più di dieci o quindici minuti), se la persona non risponde dopo una crisi, se la persona ha difficoltà a respirare, se la persona è ferita durante la crisi, se la crisi è una prima crisi o se c'è un cambiamento significativo nel tipo o nel carattere della crisi rispetto al solito schema di crisi di quella persona.

Molte persone hanno convulsioni per ragioni sconosciute. Altre persone hanno convulsioni dovute a qualche condizione che influisce sul normale funzionamento del cervello. Questi possono includere tumore al cervello, infezioni, febbre, lesioni alla nascita, lesioni o traumi.

Altri problemi che potrebbero influenzare il funzionamento del cervello e portare a convulsioni includono droghe o farmaci, alcol, ipoglicemia o altre anomalie chimiche. Luci lampeggianti rapidamente, stress elevato o mancanza di sonno possono indurre convulsioni in alcune persone. Le convulsioni nei bambini sono una categoria speciale di convulsioni che vengono affrontate in modo leggermente diverso.

Le comuni crisi generalizzate (tonico-cloniche) spesso iniziano quando la persona grida o emette un suono. Questo può essere seguito da diversi secondi di irrigidimento anomalo, che progredisce in contrazioni ritmiche anomale delle braccia e delle gambe. Gli occhi sono generalmente aperti, ma la persona non è reattiva o vigile. Potrebbe sembrare che la persona non respiri. Tuttavia, in realtà di solito respirano adeguatamente per la breve durata della crisi. La persona spesso respira profondamente per un po' dopo un episodio. Lui o lei tornerà gradualmente alla coscienza per diversi minuti. L'incontinenza, o perdita di urina, è comune. Spesso le persone saranno combattive per breve tempo dopo un attacco (un attacco che coinvolge l'intero cervello) perché hanno bisogno di ricordare cosa è successo e rendersi conto di aver avuto un attacco.

Esistono molti altri tipi di convulsioni, inclusi movimenti anomali isolati di un singolo arto, attacchi fissi o irrigidimento anormale senza scatti ritmici. Un medico dovrebbe valutare qualsiasi attacco discutibile.

Non tutti i seguenti test diagnostici sono necessari per ogni tipo di crisi e molti non sono necessari alla prima valutazione nel pronto soccorso. Alcuni possono essere concordati con un medico di base in seguito come paziente ambulatoriale.

La valutazione e i trattamenti necessari possono includere queste procedure: esami del sangue, imaging (TC della testa o risonanza magnetica), puntura lombare, EEG (elettroencefalogramma o tracciato dell'onda cerebrale), farmaci per fermare o prevenire le convulsioni.

Il trattamento di emergenza di solito comporta farmaci per via endovenosa (o farmaci per via orale in alcune persone) come il lorazepam; con questo tipo di farmaco possono essere utilizzati anche altri farmaci (fenitoina o fosfenitoina). Il trattamento è necessario per iniziare presto, poiché le convulsioni continue che durano dai venti ai trenta minuti possono causare danni al cervello. Una volta controllate le crisi, i test verranno eseguiti da un neurologo per trovare la causa sottostante. Ulteriori farmaci dipendono dalle cause sottostanti e dalle raccomandazioni di un neurologo.

L'assistenza domiciliare è appropriata quando si sa che una persona soffre di crisi epilettiche, se le crisi sono brevi e se la persona si riprende senza problemi. Di solito, il paziente viene curato da un neurologo e potrebbe essere necessario avvisare quel medico. Le convulsioni sono spesso preoccupazioni continue. È importante mantenere eventuali appuntamenti o test di follow-up. La maggior parte dei pazienti viene indirizzata a un neurologo per il follow-up.

Fino a quando le crisi non sono ben controllate, è importante evitare di guidare o intraprendere qualsiasi altra attività potenzialmente pericolosa che potrebbe causare danni a te o ad altri se si verifica improvvisamente una crisi. Molti stati richiedono la segnalazione obbligatoria dei sequestri agli uffici delle patenti di guida statali e ad altre agenzie di regolamentazione.

Molti pazienti che assumono farmaci antiepilettici si comportano molto bene e ad un certo punto decidono di interrompere l'assunzione dei loro farmaci antiepilettici. Questa decisione può essere pericolosa per se stessi e per gli altri. I pazienti non devono interrompere i farmaci a meno che non siano stati consigliati dal loro medico.

Per molte persone con crisi ricorrenti, una chiave per la prevenzione è l'assunzione regolare di farmaci prescritti. La mancata assunzione di farmaci antiepilettici come prescritto è una causa comune di crisi ricorrenti. Alcune condizioni mediche o l'interazione con altri farmaci possono portare a un temporaneo fallimento del medicinale antiepilettico anche se assunto correttamente. Se viene scoperta la causa del sequestro, è importante trattare tale condizione e affrontare qualsiasi cosa abbia causato il sequestro.

Le prospettive per qualcuno con convulsioni di solito dipendono dalla causa del sequestro. Di solito è necessaria un'indagine da parte di un medico per scoprire la causa o almeno escludere alcune cause. La maggior parte delle convulsioni correlate a farmaci, droghe o traumi cranici minori, ad esempio, si risolvono senza trattamenti specifici e non indicano un disturbo convulsivo o un'epilessia in corso. La maggior parte degli altri disturbi convulsivi può essere gestita efficacemente con farmaci adeguati somministrati sotto la guida del medico o di uno specialista noto come neurologo. Alcuni disturbi convulsivi sono difficili da controllare nonostante i farmaci e altre terapie. Questa situazione è rara. Una sottoclasse di convulsioni è nota come convulsioni non epilettiche o pseudoconvulsioni. Queste non sono affatto crisi epilettiche, ma piuttosto rappresentano una condizione in cui qualcuno ha crisi apparentemente realistiche a causa di uno stress sottostante o di un disturbo psicologico. La prognosi per questi è molto buona ed è correlata interamente alla risoluzione del disturbo sottostante della persona con la consulenza, non con i farmaci antiepilettici. Questa possibilità dovrebbe essere presa in considerazione quando non è possibile trovare alcuna causa di convulsioni, o se le convulsioni non possono essere verificate nonostante un'appropriata valutazione, o se le convulsioni sono resistenti a terapie mediche appropriate.

Mito 28: Se qualcuno in famiglia ha l'epilessia, lo faranno anche i bambini

Alcuni tipi di epilessia sono associati a fattori genetici. Tuttavia, la maggior parte delle persone con epilessia di solito non ha una storia familiare della condizione.

Il concetto di epilessia genetica è che l'epilessia è il risultato diretto di un difetto genetico noto o presunto in cui le convulsioni sono il sintomo principale del disturbo. Il difetto genetico può insorgere a livello cromosomico o molecolare. È importante sottolineare che "genetico" non significa la stessa cosa di "ereditato" poiché le nuove mutazioni non sono rare. Avere un'eziologia genetica non esclude un contributo ambientale all'epilessia.

Ci sono molti modi in cui i fattori genetici possono contribuire allo sviluppo dell'epilessia. Alcuni fattori genetici potrebbero non essere stati ereditati e potrebbero non essere trasmissibili alla prole.

Un'anomalia genetica ereditata da un genitore al momento del concepimento è quindi presente nel genitore dell'individuo. Può essere in tutte le cellule dei genitori, oppure può essere solo in percentuale, e quindi solo in una percentuale delle loro cellule uovo/spermatozoo. Ogni gene esiste con due copie. Alcune condizioni ereditarie richiedono che solo una copia del gene sia anormale (nota come autosomica dominante), altre condizioni ereditarie richiedono che entrambe le copie del gene siano anormali perché si verifichi la condizione (nota come autosomica recessiva). Le anomalie genetiche acquisite includono: de novo, sporadiche, mosaicismo, linea germinale e somatiche.

Un'anomalia genetica che si verifica come un nuovo evento (noto anche come evento "de novo" o "sporadico") durante la divisione cellulare in un individuo dopo il suo concepimento. L'anomalia genetica non è quindi ereditata dai genitori dell'individuo. Lo stadio dell'embriogenesi, o vita successiva, in cui si verifica l'anomalia genetica determina in quali tessuti dell'individuo maturo e in quale percentuale di cellule in quei tessuti si troverà l'anomalia genetica. Mosaicismo è il termine usato quando l'anomalia genetica si trova solo in una percentuale delle cellule dell'individuo, e non in tutte. Se l'individuo affetto da mosaicismo ha o meno una condizione di salute, dipende da quali tessuti sono colpiti e in che misura (qual è la percentuale di cellule che ha l'anomalia genetica). L'anomalia è considerata un'anomalia genetica germinale acquisita se è presente nel tessuto gonadico dell'individuo (tessuto uovo/spermatozoo) in quanto può quindi essere trasmessa alla prole. Se è presente nei tessuti dell'individuo (come il cervello) ma non nel tessuto gonadico (non nel tessuto dell'uovo/spermatozoo), allora è considerata un'anomalia genetica somatica acquisita. In questo caso, non può essere trasmesso alla prole dell'individuo.

Alcune epilessie sono causate non da anomalie di un singolo gene, ma dall'effetto finale sommato di più anomalie/

variazioni di geni ("poligeniche"), aumentando la suscettibilità alle convulsioni. Individualmente, queste anomalie/variazioni genetiche non sono sufficienti a causare una condizione di salute, tuttavia il loro effetto sommato può aumentare la suscettibilità alle convulsioni. Alcuni individui con eziologie poligeniche avranno convulsioni spontanee, altri avranno convulsioni solo con ulteriori fattori scatenanti ambientali presenti, come aumento della temperatura, malattia virale, ingestione di alcol o privazione del sonno. Quando sono necessari fattori poligenici e ambientali per provocare convulsioni, questa è nota come eziologia genetica "complessa" per l'epilessia. Le epilessie genetiche poligeniche e complesse si verificano con maggiore frequenza nelle famiglie di individui affetti, ma il loro modello di ereditarietà non è così facile da prevedere come per le anomalie di un singolo gene. Ricercare queste cause genetiche, o testarle su singoli pazienti, è difficile per lo stesso motivo: l'epilessia è dovuta alla somma combinata degli effetti di molti geni e fattori ambientali.

I figli di genitori con alcune forme di epilessia corrono un rischio maggiore di svilupparla, ma il rischio è molto basso. Questo perché un singolo problema genetico raramente causa l'epilessia; di solito comporta una combinazione di più difetti genetici.

Mito 29: le persone con epilessia possono ferire gli altri durante un attacco

Non puoi dire cosa potrebbe fare una persona durante un attacco. Le convulsioni assumono comunemente una forma caratteristica e l'individuo farà più o meno la stessa cosa durante ogni episodio. Il comportamento può essere inappropriato per il momento e il luogo, ma è improbabile che causi danni a qualcuno.

Non puoi fare nulla per fermare un attacco una volta che è iniziato, ma puoi aiutare a proteggere la persona che ha l'attacco dal farsi del male durante l'attacco. Alcune crisi sono più pericolose di altre, ma è improbabile che si tratti di un'emergenza. Cerca solo di mantenere la persona al sicuro e a suo agio e di farla rotolare delicatamente su un fianco, nella posizione di sicurezza fino a quando la crisi non è terminata e la persona è cosciente.

Il tipo di crisi che la maggior parte delle persone riconosce è la crisi tonico-clonica o, precedentemente nota come crisi del grande male, in cui la persona che ha la crisi diventa rigida e ha movimenti a scatti. Questo è molto spaventoso e spaventoso da guardare, anche per le persone che l'hanno visto molte volte. Una persona che ha una crisi tonico-clonica non ricorderà la crisi e impiegherà un po' di tempo a ricordare le cose accadute prima che iniziasse la crisi. La persona sarà stordita e confusa e si sentirà debole per un po'.

Le convulsioni sono molto più pericolose per la persona che ne ha una che per chiunque le stia intorno. La persona che ha la crisi è incosciente e inconsapevole di ciò che la circonda e di ciò che sta accadendo. Non possono proteggersi dai danni e i movimenti incontrollati e gli strappi aumentano le loro possibilità di lesioni.

L'inizio del sequestro è molto pericoloso se la persona non è seduta o sdraiata perché cadrà semplicemente sul pavimento, in qualunque modo il corpo atterri. La persona può ferirsi gravemente e persino morire nelle peggiori circostanze.

Alcune precauzioni prese dalle persone nelle vicinanze possono prevenire lesioni. Puoi attutire la testa della persona, allentare gli indumenti intorno al collo, rimuovere oggetti duri o appuntiti con cui potrebbero ferirsi e non cercare di trattenerla o trattenerla o mettergli oggetti in bocca (è impossibile ingoiare la lingua) e mettere oggetti in bocca può rompere i denti o addirittura rompere la mascella.

Mito 30: Esistono leggi che impediscono alle donne con epilessia di avere figli

Non ci sono leggi che impediscono alle donne con epilessia di avere una famiglia e dei figli. Come persona con epilessia, sei già molto consapevole del disturbo e delle possibilità di lesioni durante un attacco e come madre, non metteresti mai tuo figlio in alcun tipo di pericolo. Tuttavia, ogni donna con epilessia deve prestare a se stessa e alla propria salute un'assistenza extra durante la gravidanza e quando alleva i propri figli.

Avere l'epilessia non interferisce con il processo riproduttivo di uomini o donne. È una condizione medica e colpisce le persone in vari gradi. Il processo riproduttivo è sempre lo stesso di qualsiasi persona che non ha l'epilessia. Ricerche più recenti mostrano che, a meno che tu non abbia una precedente storia di infertilità o una diversa condizione medica che può influire sulla fertilità, hai la stessa probabilità di concepire di una donna che non ha l'epilessia.

I farmaci antiepilettici possono avere un grave effetto su un bambino nel grembo materno e possono aumentare il rischio di difetti alla nascita. Pertanto, qualsiasi donna con epilessia che desidera avere figli o è già incinta, deve parlare con il proprio neurologo per assicurarsi che il farmaco che sta assumendo sia sicuro durante la gravidanza e l'allattamento.

Mito 31: Non è sicuro per le donne con epilessia rimanere incinta

Ci sono rischi per una donna con epilessia e per il suo bambino, ma di solito questi possono essere controllati. La maggior parte delle donne in gravidanza con epilessia ha la stessa frequenza di crisi durante la gravidanza, ma alcune possono avere anche meno crisi.

Tuttavia, alcune donne hanno più convulsioni durante la gravidanza che possono verificarsi per alcuni motivi. Il corpo di una donna incinta subisce molti cambiamenti fisiologici (può alterare il modo in cui il tuo corpo risponde ai farmaci antiepilettici), ormonali e psicologici (la gravidanza può causare stress emotivo o influenzare il sonno) e tutti questi possono aumentare le possibilità di avere un attacco.

Anche se l'epilessia può rendere la gravidanza un po' più complicata, la maggior parte delle donne con epilessia ha gravidanze sicure e bambini sani. L'epilessia generalmente non influisce sulla capacità di una donna di concepire e ha un effetto minimo sullo sviluppo di un bambino. Tuttavia, se le donne assumono farmaci antiepilettici, il rischio di difetti alla nascita varia dal due al dieci per cento. Le persone possono ridurre al minimo il rischio lavorando a stretto contatto con un neurologo e un ostetrico o un ginecologo prima di provare a concepire. Potrebbero decidere di cambiare i farmaci per le convulsioni per assicurarsi che tu stia usando quelli più sicuri durante la gravidanza.

I neurologi di solito raccomandano di continuare i farmaci per l'epilessia durante la gravidanza, ma dipende dal tipo di farmaco che stai assumendo e se è sicuro o meno durante la gravidanza. Alcuni farmaci antiepilettici non sono raccomandati per le donne in gravidanza perché possono causare problemi di sviluppo o difetti alla nascita, come la spina bifida o il labbro leporino. I farmaci ad alto rischio sono: acido valproico, topiramato, fenobarbital e fenitoina. Dovrai discutere i farmaci che stai assumendo con il tuo medico o neurologo.

L'epilessia a volte è familiare, ma la maggior parte dei bambini non eredita l'epilessia dai genitori. se hai l'epilessia, il rischio che tuo figlio sviluppi l'epilessia a un certo punto della sua vita è di circa il cinque percento. È più probabile che tuo figlio sviluppi l'epilessia se la tua epilessia è stata ereditata.

Alcune persone pensano che se hanno un attacco durante la gravidanza, abortiranno. questo non è necessariamente vero e la maggior parte delle donne che hanno convulsioni durante la gravidanza danno alla luce bambini sani. Avere un attacco durante la gravidanza può essere pericoloso per te e per il bambino. Se cadi sullo stomaco durante un attacco, il bambino potrebbe ferirsi e alcuni attacchi possono persino indurre il travaglio o un aborto spontaneo. Parla con il tuo neurologo o ginecologo su cosa fare se hai un attacco.

L'epilessia non ha alcun impatto sul metodo di consegna, tu e il tuo medico potete decidere cosa è meglio per voi. Se hai ripetute convulsioni durante il travaglio, il tuo medico può scegliere di eseguire un taglio cesareo.

Molte persone credono che l'allattamento al seno durante l'assunzione di farmaci per l'epilessia non sia una buona idea, ma gli studi dell'ultimo decennio hanno dimostrato che i bambini ricevono solo una piccola parte dei farmaci della madre attraverso il latte materno, anche meno di quelli che hanno ricevuto durante la gravidanza, e che non è poco o nessun rischio di effetti collaterali.

Tuttavia, ci sono alcuni farmaci rischiosi da assumere durante l'allattamento, vale a dire: fenobarbitolo, primidone, lorazepam ed etosuccimide. Questi farmaci potrebbero andare bene, ma dovrai essere molto cauto e monitorare il tuo bambino per sonnolenza, livello di vigilanza, mancato aumento di peso o altri problemi di sviluppo.

Infine, prendi vitamine prenatali e acido folico per ridurre il rischio di difetti alla nascita. Questi supplementi dovrebbero essere iniziati prima della gravidanza e continuati per tutta la gravidanza.

Mito 32: I farmaci contro l'epilessia rendono tutti i metodi contraccettivi meno efficaci

Non tutti i farmaci per l'epilessia hanno effetto sul controllo delle nascite. Molte donne con epilessia hanno domande su come l'epilessia influisce sul controllo delle nascite. Non importa quale tipo di crisi hai o quanto spesso le hai.

È possibile utilizzare il controllo delle nascite che impedisce la gravidanza a breve termine, a lungo termine o in modo permanente, a seconda se o quando si desidera avere figli. Dovrai parlare con il tuo neurologo o medico su quale controllo delle nascite funzionerà con il farmaco che stai assumendo.

Esistono due diversi tipi di controllo delle nascite: non ormonali e ormonali. Preservativi e diaframmi sono tipi di controllo delle nascite non ormonali. Le pillole anticoncezionali, l'iniezione e l'anello sono tipi di controllo delle nascite ormonali. I farmaci per l'epilessia non influiscono sui metodi non ormonali ma, se si assumono farmaci per l'epilessia che inducono enzimi e controllo delle nascite ormonale, potrebbe rendere il controllo delle nascite meno efficace nel prevenire la gravidanza.

Se usi il controllo delle nascite ormonale, è difficile dire quale impatto avrà il tuo controllo delle nascite sulle tue convulsioni. Alcune donne dicono che il controllo delle nascite ormonale aumenta le loro convulsioni, ma altre dicono che diminuisce le loro convulsioni e altre dicono che non influisce affatto sulle loro convulsioni. Ciò può essere dovuto al fatto che alcune donne soffrono di un tipo di epilessia chiamata epilessia catameniale, causata dalle fluttuazioni del progesterone nel corpo di una donna.

È difficile dire quale combinazione di anticoncezionali e farmaci antiepilettici funzionerà per te. Potrebbe essere necessario provare alcuni tipi. Durante questi periodi di prova: cerca i segni che il tuo farmaco per l'epilessia non funziona (cambiamenti nella frequenza, durata e tipi di convulsioni che hai), cerca i segni che il tuo controllo delle nascite non funziona (mestruazioni mancate, mal di testa, seno tenero, nausea e dolori lombari potrebbero essere segni di gravidanza).

Mito 33: Tutti i metodi di controllo delle nascite aumentano la possibilità di convulsioni nelle donne con epilessia

I metodi di controllo delle nascite non ormonali come i preservativi e il diaframma non hanno alcun effetto sulla frequenza o sulla durata delle convulsioni nelle donne con epilessia.

Alcuni trattamenti anticoncezionali ormonali possono influenzare le tue convulsioni in modo positivo (crisi meno frequenti) o negativo (crisi più frequenti), ma l'epilessia di alcune donne non è influenzata.

L'epilessia catameniale è un tipo di epilessia nelle donne in cui le convulsioni possono essere influenzate da variazioni nella secrezione di ormoni sessuali durante il ciclo mestruale. È stato scoperto che l'estrogeno ha effetti proconvulsivanti mentre il progesterone ha proprietà anticonvulsivanti.

È stato riscontrato che l'epilessia catameniale colpisce circa un terzo delle donne con epilessia e il controllo delle nascite può ridurre la frequenza delle convulsioni per queste donne.

Mito 34: Gli adolescenti con epilessia non possono frequentare il college

Diversi giovani con epilessia studiano all'università o al college. Molti di loro fanno molto bene e si laureano con lauree o diplomi. La frequenza delle loro crisi può interferire con le lezioni, ma per il resto sono uguali agli altri studenti.

Una scuola, college o università non può discriminare nessuna persona con epilessia. Parlare con l'istituto può aiutare ad assicurarsi che abbiano il giusto tipo di supporto che può includere l'esame del tipo di epilessia della persona e come influisce su di loro e sui loro compiti scolastici. Questo può aiutare a garantire che gli studenti con disturbi o disabilità abbiano le stesse opportunità degli altri studenti.

Gli effetti collaterali dei farmaci come stanchezza, difficoltà di concentrazione, problemi di memoria a breve termine e altri potrebbero interferire con gli studi. I sequestri potrebbero anche essere dirompenti.

Le università e i college di solito danno molto aiuto pratico agli studenti con epilessia, per sostenerli nei loro studi.

Per le persone con epilessia, gli esami possono essere particolarmente impegnativi perché lo stress da esame può scatenare convulsioni e anche gli effetti collaterali dei farmaci possono essere problematici.

Mito 35: Gli adolescenti con epilessia non possono praticare sport

Una persona con epilessia può partecipare a sport o altre attività ricreative. La maggior parte delle attività sportive e ricreative sono sicure per le persone con epilessia. Tuttavia, questo dipende dal grado di controllo delle crisi, dal tipo di attività e da ciò che il medico consiglia.

Molti genitori hanno l'errata impressione che lo sport sia troppo pericoloso per gli adolescenti con epilessia, ma lo sport è una parte importante della vita di ogni bambino e, nella maggior parte dei casi, lo sport è sicuro per i bambini con epilessia.

Per i genitori di bambini piccoli e adolescenti con epilessia, ci sono molti luoghi e situazioni pericolose. Queste paure sono perfettamente naturali e prevedibili perché ogni genitore sente il bisogno di proteggere il proprio figlio, tuttavia nella maggior parte dei casi i bambini con epilessia stanno bene e conducono una vita del tutto normale. La maggior parte dei bambini con epilessia può fare qualsiasi cosa.

Ci sono alcune precauzioni che dovrebbero essere prese, specialmente intorno alle altezze e all'acqua. Arrampicarsi su un albero e nuotare può essere pericoloso a meno che qualcuno non sia lì per prenderli o portarli fuori dalla piscina se hanno un attacco. Dovresti dire all'allenatore, all'insegnante e/o al preside che tuo figlio ha l'epilessia, anche se è passato un po' di tempo dall'ultima crisi. Non c'è nulla di cui vergognarsi ed è meglio che siano preparati per un attacco e sappiano esattamente cosa fare per il primo soccorso.

Ci sono molti allenatori, insegnanti e presidi scarsamente informati che non sono entusiasti di avere un bambino con epilessia nelle squadre sportive, ma puoi intervenire e dare loro alcune informazioni sull'epilessia e sul primo soccorso.

Il mio consiglio (per chi soffre di epilessia): ascolta il tuo corpo (se ti senti bene allora dovresti stare bene), assicurati che qualcuno sia vicino o aspetta che qualcuno sia lì prima di iniziare l'attività (per aiutarti se hai un attacco epilettico), pensa prima di agire (ci sono molte attività che possono essere pericolose per le persone con epilessia ed è sempre meglio prevenire che curare), istruire le persone intorno a te sul primo soccorso in caso di attacco epilettico (è meglio se sanno cosa fare se succede). La consapevolezza è fondamentale!

Non ci sono regole su quali sport i bambini o gli adulti con epilessia possono o non possono praticare, dipende dalle condizioni particolari della persona, dai suoi sintomi e dal suo tipo di epilessia.

Pensa praticamente alle capacità della persona con l'epilessia. Pensa a quali potrebbero essere le conseguenze di avere un attacco durante una particolare attività. Se in quel momento fosse pericoloso, dovrebbe essere evitato o rimandato fino a quando le circostanze non saranno soddisfacenti.

Avere un attacco sul campo da calcio o da baseball non è pericoloso, anche se può essere imbarazzante, tuttavia avere un attacco durante l'arrampicata su roccia potrebbe essere molto pericoloso, quindi dovrebbero essere prese ulteriori precauzioni.

Se tuo figlio sta assumendo farmaci ma è ancora incline alle convulsioni, una perdita di coscienza sul campo di calcio sarebbe rischiosa, ma se i farmaci antiepilettici funzionano e le convulsioni sono sotto controllo, allora il rischio di avere una convulsione sul campo è abbastanza Basso.

Alcuni genitori temono che i bambini con l'epilessia vengano colpiti alla testa. Non ci sono prove che il cervello dei bambini con epilessia sia più fragile del solito. Per i bambini le cui crisi sono sotto controllo, gli sport di contatto sono sicuri o rischiosi quanto lo sono per chiunque altro.

Mito 36: Luci lampeggianti o videogiochi causano sempre convulsioni

Non tutte le persone con epilessia devono evitare le luci lampeggianti. Se una persona è fotosensibile, le luci tremolanti a una certa velocità e luminosità possono scatenare un attacco. Le persone fotosensibili hanno particolari anomalie nel loro EEG. I fattori scatenanti delle convulsioni molto più comuni includono bassi livelli di farmaci per le convulsioni, mancanza di sonno, stress o ansia, cambiamenti mestruali/ormonali, malattia o febbre, interazioni da farmaci senza prescrizione medica, consumo eccessivo di alcol o droghe da strada.

Le convulsioni causate da luci lampeggianti o videogiochi sono molto rare. Solo il 3% circa delle persone con epilessia ha convulsioni causate da luci che lampeggiano a determinate intensità o a determinati schemi visivi. Questo tipo di epilessia è chiamato epilessia fotosensibile.

L'epilessia fotosensibile è più comune nei bambini e negli adolescenti che negli adulti. Quelli con epilessia generalizzata con alcune sindromi epilettiche, come l'epilessia mioclonica giovanile e la sindrome di Jeavon (epilessia con mioclonia palpebrale) possono avere convulsioni causate da luci lampeggianti.

Molte persone non sono consapevoli di essere sensibili alle luci tremolanti o ai modelli lampeggianti fino a quando non hanno un attacco. Potrebbero avere solo convulsioni innescate da determinate condizioni fotiche (leggere) e non sviluppare mai l'epilessia con convulsioni spontanee. Altre persone che sono disturbate dall'esposizione alla luce non sviluppano affatto convulsioni, ma hanno altri sintomi come mal di testa, nausea, vomito e vertigini.

L'epilessia fotosensibile può essere scatenata da tutto ciò che aumenta in modo anomalo la sincronia delle cellule cerebrali. Determinati schemi di luce, luci intense lampeggianti a particolari frequenze, sincronizzano le cellule all'interno della corteccia visiva. Se i neuroni si attivano attraverso le loro reti a un livello troppo alto, possono reclutare altri neuroni in una scarica ipersincrona. Questo è ciò che accade nel cervello durante un attacco.

Il cervello mostra una forte risposta a flash circa venti al secondo (20Hz) che sono anche i più propensi a scatenare convulsioni. Quando la luce colpisce l'occhio, i segnali vengono inviati attraverso il talamo (una struttura cerebrale centrale che trasmette i segnali cerebrali) alle aree cerebrali corticali che elaborano gli stimoli visivi. Queste aree cerebrali forniscono un forte input al resto del cervello e nell'epilessia fotosensibile, il cervello risponde in modo eccessivo a determinati input visivi, a volte così fortemente da innescare un attacco.

L'epilessia fotosensibile ha una prevalenza di circa un individuo su diecimila nel complesso, ma è più comune nelle persone più giovani, colpendo circa uno su quattromila tra i cinque ei ventiquattro anni. I fattori coinvolti nella fotosensibilità, comprese le risposte dipendenti dall'età, sono complessi e non ben compresi. Studi genetici dimostrano che la fotosensibilità può essere ereditata. Diversi geni sono stati identificati come fattori di rischio per la fotosensibilità, ma non è stato trovato alcun gene per spiegare la condizione. Tuttavia, avere una di queste mutazioni genetiche non garantisce la fotosensibilità (queste varianti sono piuttosto rare) e non averne una non significa che la persona sarà libera dalla fotosensibilità.

Ci sono alcuni stimoli che hanno maggiori probabilità di indurre convulsioni. La luminosità è provocatoria, in particolare il contrasto tra il flash e il periodo senza flash. La luminosità è importante perché i moderni schermi televisivi o gli schermi dei computer possono diventare così luminosi. L'immagine deve anche occupare abbastanza della retina. Il più delle volte sono necessari almeno alcuni secondi di lampeggio per provocare un attacco. Per la maggior parte delle persone, la gamma di frequenza più fastidiosa va da dieci a venti lampi al secondo (10-20 Hz).

Oltre alle luci lampeggianti, alcuni schemi regolari possono scatenare convulsioni (come motivi a strisce bianche e nere ad alto contrasto). La prima area cerebrale corticale ad elaborare l'input visivo è strutturata in colonne che rispondono a strisce o bordi di diverso orientamento. Le colonne di orientamento che rispondono allo stesso orientamento possono inibirsi a vicenda. Un'ipotesi sull'epilessia sensibile al pattern suggerisce che questa inibizione sia meno efficace. Senza questa inibizione, un forte stimolo che guida una serie di colonne di orientamento può provocare un'attività neuronale forte e incontrollata (eccitazione incontrollata).

Il trattamento per l'epilessia fotosensibile è sintomatico (i farmaci antiepilettici possono sopprimere le convulsioni, ma non curare l'epilessia). Se sai di essere fotosensibile, puoi evitare gli stimoli. Stai lontano dalla discoteca o dalle luci stroboscopiche. Se stai giocando ai videogiochi, siediti più lontano dallo schermo e gioca in una stanza ben illuminata.

Mito 37: le convulsioni febbrili (causate da febbre alta) causano l'epilessia nei bambini

L'epilessia si verifica più spesso nei bambini che hanno avuto convulsioni febbrili. Tuttavia, il rischio che un bambino sviluppi l'epilessia dopo un singolo, semplice attacco febbrile è solo leggermente superiore a quello di un bambino che non ha mai avuto un attacco febbrile.

Le convulsioni febbrili sono convulsioni che si verificano in un bambino tra sei mesi e cinque anni e ha una temperatura superiore a 38°C (100,4°F). La maggior parte delle convulsioni febbrili si verifica nei bambini di età compresa tra i dodici ei diciotto mesi.

Le convulsioni febbrili si verificano nel 2-4% dei bambini di età inferiore ai cinque anni. Possono essere spaventosi da guardare, ma non causano danni cerebrali né influenzano l'intelligenza del bambino. L'epilessia è definita come avere due o più convulsioni senza presenza di febbre, quindi avere un attacco febbrile non significa che un bambino abbia l'epilessia.

Ci sono alcune possibili cause di convulsioni febbrili, vale a dire infezioni, vaccinazioni o altri fattori di rischio come una storia familiare di convulsioni febbrili, che aumenteranno il rischio di convulsioni febbrili di un bambino. Un'infezione batterica o virale può causare febbre che può anche causare convulsioni febbrili. Alcuni vaccini (in particolare morbillo, parotite e rosolia) possono causare febbre (da otto a quattordici giorni dopo la vaccinazione) che può portare a convulsioni febbrili.

Le convulsioni febbrili di solito si verificano il primo giorno di malattia e, in alcuni casi, le convulsioni sono il primo indizio che il bambino è malato. La maggior parte delle convulsioni febbrili si verificano quando la temperatura è superiore a 39°C (102,2°F). Le convulsioni febbrili sono classificate come semplici o complesse.

Le convulsioni febbrili semplici sono le più comuni. Tipicamente il bambino perde conoscenza e ha convulsioni o contrazioni ritmiche delle braccia o delle gambe. La maggior parte delle crisi non dura più di uno o due minuti, sebbene possano durare fino a quindici minuti. Dopo la crisi, il bambino può essere confuso o assonnato, ma non presenta debolezza alle braccia o alle gambe.

Le convulsioni febbrili complesse sono meno comuni e possono durare più di quindici minuti (o trenta minuti se in una serie). Il bambino può avere debolezza temporanea di un braccio o di una gamba dopo il sequestro.

Un bambino che ha un attacco febbrile dovrebbe essere visto da un professionista della salute il prima possibile (in un pronto soccorso o in una clinica medica) per determinare la causa della febbre. Alcuni bambini, in particolare quelli di età inferiore ai dodici mesi, possono richiedere test per assicurarsi che la febbre non sia correlata alla meningite (una grave infezione del rivestimento del cervello).

Il trattamento per le crisi prolungate di solito comporta la somministrazione al bambino di un farmaco antiepilettico e il monitoraggio della frequenza cardiaca, della pressione sanguigna e della respirazione del bambino. Se il sequestro si interrompe da solo, non è necessario alcun farmaco antiepilettico. Dopo una semplice convulsione febbrile, la maggior parte dei bambini non ha bisogno di rimanere in ospedale a meno che la convulsione non sia stata causata da una grave infezione che richieda un trattamento in ospedale.

Dopo che la crisi è cessata, si inizia il trattamento per la febbre, di solito somministrando paracetamolo o ibuprofene per via orale o rettale e talvolta tamponando con acqua a temperatura ambiente (non fredda).

I bambini che hanno una convulsione febbrile sono a rischio di avere un'altra convulsione febbrile (questo si verifica nel 30-35% dei casi. Le convulsioni febbrili ricorrenti non si verificano necessariamente alla stessa temperatura del primo episodio e non si verificano ogni volta che il bambino ha la febbre La maggior parte delle recidive si verifica entro un anno dalla prima crisi e quasi tutte entro due anni dalla prima crisi.

Il rischio di convulsioni ricorrenti è maggiore per i bambini che sono giovani (meno di quindici mesi), hanno febbri frequenti, hanno un genitore o un fratello che ha avuto convulsioni febbrili o epilessia, hanno un breve lasso di tempo tra l'insorgenza della febbre e le convulsioni o hanno avuto un basso grado di febbre prima del loro sequestro.

I genitori che assistono all'attacco febbrile del loro bambino possono fare alcune cose per impedire al bambino di farsi del male:

Metti il bambino su un fianco ma non cercare di fermare i suoi movimenti o le sue convulsioni. Non mettere niente in bocca al bambino.

Rimuovere oggetti taglienti o duri dalla vicinanza del bambino.

Conserva l'ora del sequestro. Le convulsioni che durano più di cinque minuti richiedono un trattamento immediato. Un genitore dovrebbe stare con il bambino mentre l'altro richiede assistenza medica di emergenza.

Ai genitori di un bambino a rischio di convulsioni febbrili ricorrenti può essere insegnato a curare a casa le convulsioni che durano più di cinque minuti. Il trattamento di solito prevede di somministrare al bambino una dose di Diazepam Gel nel retto. Una dose è normalmente tutto ciò che è necessario per fermare un attacco.

Nella maggior parte dei casi, il trattamento per prevenire future convulsioni non è raccomandato; i rischi e i potenziali effetti collaterali dei farmaci antiepilettici quotidiani superano i loro benefici. Inoltre, la somministrazione di farmaci (acetaminofene o ibuprofene) per prevenire la febbre non è raccomandata in un bambino senza febbre (se il bambino ha il raffreddore ma non la febbre) perché non sembra ridurre il rischio di future convulsioni febbrili.

Il trattamento per la febbre (temperatura superiore a 100,4°F o 38°C) è accettabile ma non sempre richiesto; i genitori dovrebbero parlare con il proprio medico per chiedere aiuto nel decidere quando trattare la febbre di un bambino. Una discussione dettagliata sulla febbre nei bambini è disponibile separatamente.

L'intelligenza e altri aspetti dello sviluppo del cervello non sembrano essere influenzati da un attacco febbrile, sia che l'attacco sia stato semplice, complesso o ricorrente, sia che si sia verificato nel contesto dell'infezione o dopo l'immunizzazione.

L'epilessia si verifica più frequentemente nei bambini che hanno avuto convulsioni febbrili. Tuttavia, il rischio che un bambino sviluppi l'epilessia dopo un singolo, semplice attacco febbrile è solo leggermente superiore a quello di un bambino che non ha mai avuto un attacco febbrile.

Mito 38: Una persona che soffre di epilessia o convulsioni non può donare il sangue

In molti paesi le persone con epilessia sono temporaneamente o permanentemente escluse dalla donazione del sangue. Questa esclusione si basa sul presupposto che hanno maggiori probabilità di sperimentare reazioni avverse ai donatori come crisi epilettiche e non su prove scientifiche.

Quindi, quali sono gli effetti negativi della donazione di sangue sui pazienti con epilessia? Nessuno studio, per quanto vedo attraverso tutte le ricerche, potrebbe dimostrare che una donazione di sangue ha provocato eventi avversi nei pazienti con epilessia.

Studi limitati di bassa qualità non hanno potuto dimostrare che i donatori di sangue con epilessia sono a maggior rischio di effetti avversi. Sono necessarie ulteriori ricerche per determinare se e per quanto tempo i pazienti con epilessia debbano essere esclusi dalla donazione di sangue.

Mito 39: Infliggere scarificazioni può curare l'epilessia

L'epilessia è un problema medico cronico che, per molte persone, può essere trattato con successo. Sfortunatamente, il trattamento non funziona per tutti e c'è un bisogno critico di ulteriori ricerche.

Non esiste una cura nota per l'epilessia. Tuttavia, circa il settanta per cento delle persone con epilessia controlla le crisi con i farmaci. In alcuni casi, la chirurgia dell'epilessia offre la possibilità di una riduzione o eliminazione delle crisi. A seconda del tipo di epilessia, alcune persone supereranno la loro epilessia.

La maggior parte delle persone con epilessia vive in paesi in via di sviluppo con accesso limitato alle cure mediche. In Africa, i guaritori tradizionali svolgono un ruolo di primo piano nella cura delle persone con epilessia, ma si sa poco della cura dell'epilessia da parte dei guaritori tradizionali.

I guaritori tradizionali riconoscono gli stessi sintomi che un neurologo suscita per caratterizzare l'insorgenza delle crisi (ad esempio, allucinazioni olfattive, marcia jacksoniana, automatismi). Sebbene i guaritori tradizionali riconoscano una tendenza familiare per alcune convulsioni e approvino le cause dell'epilessia sintomatica, ritengono che la stregoneria svolga un ruolo centrale e provocatorio nella maggior parte delle convulsioni. Il trattamento viene avviato dopo il primo attacco e di solito incorpora alcuni prodotti vegetali e animali. I pazienti che non manifestano ulteriori convulsioni sono considerati guariti. Coloro che non rispondono alla terapia possono essere indirizzati ad altri guaritori. I segni di concomitante malattia sistemica sono la ragione più comune per il ricovero in ospedale.

I guaritori tradizionali ottengono storie dettagliate degli eventi, sono focalizzati sul trattamento e possono indirizzare i pazienti che hanno crisi refrattarie ad altri guaritori. In alcune circostanze, riconoscono un ruolo per l'assistenza sanitaria moderna e indirizzano i pazienti all'ospedale. Data la loro predominanza come fornitori di cure per le persone con epilessia, è importante comprendere meglio il loro approccio alla cura. Sono necessarie relazioni di collaborazione tra medici e guaritori tradizionali se speriamo di colmare il divario terapeutico in Africa.

Dei quaranta milioni di persone affette da epilessia nel mondo, l'ottanta per cento vive nei paesi in via di sviluppo. In Africa, da due terzi a tre quarti della popolazione rurale potrebbe non avere praticamente accesso a strutture sanitarie moderne. Nonostante le iniziative per decentralizzare l'assistenza sanitaria, le risorse sono rimaste in gran parte centralizzate e scarsamente allocate. I pazienti devono percorrere lunghe distanze per cercare assistenza medica. I costi di viaggio possono essere proibitivi. I ritardi per vedere gli operatori sanitari oberati di lavoro possono essere sostanziali. I pazienti possono arrivare per trovare personale in congedo, medicinali esauriti o fornitori di servizi medici privi delle competenze necessarie. Le tariffe per gli utenti scoraggiano ulteriormente la ricerca di assistenza sanitaria, in particolare nelle popolazioni di pazienti vulnerabili. Coloro che superano questi ostacoli e accedono alle strutture mediche possono sostenere ulteriori spese per l'acquisto di medicinali o per recarsi a ritirarli.

Le persone con epilessia hanno maggiori probabilità di incontrare ostacoli alle cure mediche. Le crisi ricorrenti possono limitare la capacità di una persona di svolgere il lavoro manuale necessario per la vita rurale, l'epilessia provoca perdite economiche. In Africa, l'epilessia è associata a un tremendo stigma, che può peggiorare lo svantaggio sociale ed economico. Laddove l'epilessia è sottotrattata e stigmatizzata, le persone con epilessia sono meno occupabili e hanno meno probabilità di guadagnarsi da vivere. Potrebbero non essere in grado di mobilitare le reti sociali necessarie per fornire il trasporto, l'assistenza finanziaria, l'alloggio e il supporto psicologico necessari per cercare assistenza in strutture mediche lontane e con risorse insufficienti.

In questo contesto, non sorprende che le persone con epilessia cerchino assistenza da guaritori tradizionali piuttosto che da medici. Non solo i guaritori tradizionali sono fisicamente più accessibili ai pazienti, ma offrono anche una maggiore familiarità culturale e concettuale. L'assistenza ospedaliera è incentrata sulla malattia e potrebbe non essere in grado di offrire spiegazioni della causa della malattia in modo ecologicamente valido. Al contrario, i guaritori tradizionali si concentrano sui pazienti e sui loro ambienti sociali più che sui loro particolari disturbi, enfatizzando fortemente il contesto psicologico e sociale della malattia. I pazienti nelle culture tradizionali spesso credono che i conflitti psicologici e sociali siano una delle principali cause di malattia, il fallimento della medicina moderna nell'affrontare queste preoccupazioni può diminuire il potere percepito dei moderni interventi medici.

È probabile che la dipendenza dalle modalità tradizionali di assistenza sanitaria in Africa aumenti man mano che il divario tra i bisogni e le risorse sanitarie si allarga sotto il crescente peso della povertà e l'inesorabile epidemia del virus dell'immunodeficienza umana (HIV). Già il settanta per cento dei pazienti in alcune aree cerca inizialmente assistenza sanitaria da guaritori tradizionali. I governi dei paesi in via di sviluppo hanno avviato un dialogo con i guaritori tradizionali per facilitare un'associazione con il settore sanitario formale. Di recente, il Sud Africa ha approvato una legislazione per autorizzare circa duecentomila guaritori tradizionali. Nonostante la predominanza globale della guarigione tradizionale per le persone con epilessia e gli sforzi continui per incorporare i guaritori tradizionali nel sistema medico formale, sappiamo molto poco su come i guaritori tradizionali si avvicinano alla cura dell'epilessia.

C'era un bambino di quattro anni che aveva avuto una crisi tonico-clonica generalizzata mentre era affidato alle cure dei nonni paterni. I nonni paterni consultarono un guaritore tradizionale, che attribuì la convulsione allo spirito arrabbiato del padre morto del bambino. Dopo la morte del padre, i nonni paterni avevano confiscato i beni della famiglia, compreso questo bambino, lasciando la madre nell'indigenza. La madre aveva l'epilessia ei nonni paterni non la ritenevano un genitore idoneo, sebbene stesse assumendo fenobarbital (PB) con un buon controllo delle crisi. Il guaritore tradizionale ha invocato questa violazione della legittima eredità come causa delle convulsioni del bambino e ha sostenuto che il bambino e alcuni dei suoi averi dovevano essere restituiti alla madre affinché le convulsioni cessassero. Il bambino ha continuato ad avere convulsioni intermittenti e ha avuto almeno due episodi di stato epilettico, probabilmente nel contesto della malaria. Alla fine, i nonni hanno restituito il bambino alla madre.

La madre portò il bambino da un altro guaritore tradizionale, che lo trattò con tende a vapore alle erbe. Durante una delle sessioni di cottura a vapore, il bambino è caduto in avanti su una pentola a vapore bollente e ha riportato ustioni alla fronte. Il guaritore tradizionale aveva assicurato alla madre che con un trattamento completo le convulsioni sarebbero cessate. Tuttavia, quando la madre non era in grado di pagare il prezzo di una capra viva, il guaritore tradizionale si rifiutava di completare il trattamento. La madre ha quindi deciso di farsi curare in ospedale.

La maggior parte dei guaritori tradizionali crede che la stregoneria sia responsabile in una certa misura delle convulsioni. La forte credenza nella stregoneria e la capacità sostenuta di pensiero magico evidente nell'Africa rurale possono essere difficili da apprezzare per gli occidentali. Queste convinzioni non sono limitate agli ignoranti. Alcuni degli operatori sanitari qualificati che abbiamo intervistato, compresi i medici, credono che la stregoneria abbia un ruolo nel causare convulsioni. La credenza nella stregoneria come causa ultima della condizione non esclude l'attribuzione di cause prossime per i sequestri. Ad esempio, un incantesimo lanciato su qualcuno potrebbe fargli sviluppare convulsioni durante un attacco di malaria, quando altrimenti la malaria non causerebbe convulsioni. I guaritori hanno riportato una vasta gamma di circostanze specifiche che possono provocare convulsioni.

I guaritori tradizionali concordano sul fatto che nulla dovrebbe essere messo nella bocca del paziente. Hanno approvato "soffiare fumo nella narice" per cercare di fermare il sequestro. Hanno anche identificato le secrezioni corporee (urina, feci, flatus (gas dallo stomaco) e saliva) come sostanze contagiose che potrebbero potenzialmente trasmettere convulsioni agli astanti. Possono essere raccomandati trattamenti per "immunizzare" i membri della famiglia contro l'epilessia. I guaritori tradizionali sostengono l'importanza di dare al paziente una spiegazione per la crisi.

Le convulsioni indotte dalla stregoneria possono essere curate mediante un trattamento con un antidoto comprendente gli stessi ingredienti usati nella stregoneria originale. I fallimenti del trattamento si verificano quando il guaritore non è in grado di identificare e ottenere gli ingredienti corretti. Gli ingredienti popolari per il trattamento dell'epilessia utilizzati sia dai guaritori tradizionali che dagli operatori sanitari ospedalieri erano prodotti di animali che mostrano comportamenti simili a convulsioni o perdita di coscienza. Alcuni casi di epilessia non possono essere curati. Le ustioni sono viste come un segno di epilessia intrattabile. Molti guaritori credono che l'ustione stessa in qualche modo suggelli il destino della vittima. Altri studi hanno confermato credenze simili tra i guaritori tradizionali in altre regioni africane.

I guaritori tradizionali possono indirizzare i pazienti a un altro guaritore se le loro stesse terapie falliscono. I rinvii vengono fatti a un guaritore più potente oa uno che ha accesso a diversi ingredienti da utilizzare nel trattamento. Anche i guaritori tradizionali riconoscono un ruolo per la medicina moderna nel trattamento delle crisi epilettiche e riferiscono di indirizzare i pazienti all'ospedale a volte, specialmente quando le crisi si verificano nel contesto di determinate altre condizioni. Anche interventi medici specifici come "fleboclisi", iniezioni e cura delle ferite sono stati citati come motivi per mandare i pazienti in ospedale. A volte i pazienti vengono indirizzati semplicemente perché il guaritore ritiene che le sue cure siano fallite.

Significative limitazioni economiche in Africa continuano a inibire lo sviluppo dei sistemi sanitari e, per il prossimo futuro, i moderni sistemi medici da soli non possono colmare il divario terapeutico per le persone con epilessia. Nonostante i numerosi studi antropologici e alcuni studi epidemiologici, che sottolineano l'importante ruolo di promozione della salute dei guaritori tradizionali in Africa, l'assistenza sanitaria moderna ha spesso visto i guaritori tradizionali con un misto di scetticismo e sospetto. I guaritori tradizionali sono parte integrante della situazione sanitaria in Africa e i tentativi di intervenire dal punto di vista medico, senza la collaborazione con i guaritori tradizionali, rischiano di fallire.

Le persone con convulsioni caratterizzate da fenomeni focali motori o sensoriali generalmente hanno la tradizionale scarificazione o tatuaggi del guaritore nella regione interessata all'inizio della crisi. Ciò dimostra che i guaritori tradizionali riferiscono di ottenere storie dettagliate sull'insorgenza di crisi. Le ustioni nelle persone africane con epilessia sono associate a frequenti convulsioni e quindi probabilmente sono indicative di una bassa probabilità di libertà dalle convulsioni.

Le medicine tradizionali non sono sempre benigne. Le conseguenze negative possono derivare dalle tradizionali cure del guaritore, come le ustioni del bambino. Le cure fornite dai guaritori tradizionali possono consumare risorse finanziarie significative, ma le cure dei guaritori tradizionali potrebbero non essere del tutto prive di benefici. Se il trattamento di un guaritore consente ai membri della famiglia di una persona con epilessia di non temere più il contagio, forse la famiglia è più disposta ad assistere la persona con epilessia quando soffre di convulsioni: tirarla fuori dal fuoco, impedire che anneghi. Inoltre, dopo una prima crisi, alcuni individui si preoccupano costantemente della possibilità di un'altra crisi. Molti non avranno mai un secondo attacco o il prossimo attacco non si verificherà per mesi o anni. Forse il trattamento rituale del guaritore tradizionale allevia questa preoccupazione e consente alla persona di tornare all'ovile sociale come "normale". A volte, i guaritori tradizionali sembrano fungere da coscienza morale della comunità, sottolineando tabù infranti e norme violate.

Indipendentemente da come scegliamo di vedere i guaritori tradizionali e le loro cure, dal punto di vista delle persone con epilessia nell'Africa rurale, queste persone sono figure centrali nella fornitura di assistenza sanitaria. L'importanza dei guaritori tradizionali nella vita delle persone con epilessia richiede che comprendiamo e riconosciamo le loro cure. Qualsiasi intervento volto ad aumentare l'accesso alle cure e ad alleviare lo stigma associato all'epilessia deve includere questo gruppo di fornitori.

Non ci sono scuole di formazione formale o libri scritti per i guaritori tradizionali. Invece, la maggior parte dei guaritori ottiene le proprie conoscenze e abilità da un membro più anziano della famiglia, oppure gli studenti possono essere apprendisti presso un non membro della famiglia. Le persone in Africa hanno idee diverse su ciò che causa l'epilessia e su come trattare questo problema, ma alcune idee sono condivise. Ci sono due tipi di epilessia. Uno è una malattia causata dalla stregoneria. Spinto dalla gelosia o dal desiderio di avere successo negli affari, una persona può, attraverso la magia, infliggere l'epilessia a un'altra. La vittima potrebbe non essere più in grado di guadagnare denaro o utilizzare tutto il suo denaro per pagare le cure e cercare una cura. Una seconda forma base di epilessia si trova quando più di un membro della famiglia ha l'epilessia. Questo potrebbe non essere il risultato della stregoneria. Questa forma è difficile da trattare e richiede che il guaritore tradizionale fornisca un trattamento per prevenire la malattia nei membri della famiglia senza epilessia. Nel trattare il tipo causato dalla stregoneria, il guaritore usa i suoi poteri soprannaturali per indovinare prima gli ingredienti usati per infliggere la stregoneria al malato. Può usare certi oggetti incantati per indovinare questi ingredienti. Quindi deve raccogliere quegli stessi ingredienti come antidoto. Gli ingredienti comuni sono parti di insetti o animali che hanno a loro volta le convulsioni (per esempio, un certo insetto che, se molestato, si dimena e poi si finge morto). Il bambino della boscaglia finge la morte per evitare l'attacco. Questi sono ingredienti ricercati. Tali insetti o parti di animali sono mescolati con parti di piante nella stessa proporzione di quelle usate per infliggere l'epilessia. La miscela viene quindi applicata sulla pelle, inalata o mangiata. Per il tipo di epilessia che si riscontra nelle famiglie, il trattamento si concentra sulla protezione dei membri della famiglia senza epilessia. Quando un tale paziente va dal guaritore tradizionale, altri membri della famiglia ricevono trattamenti per prevenire la diffusione della malattia. La necessità di tale trattamento è che le convulsioni di questo tipo di epilessia possono essere contagiose. Credono che il contagio provenga dalla saliva, dalle feci o dall'urina, che, se contattate durante o dopo un attacco, possono trasmettere la malattia. Il trattamento non è sempre efficace. Quando un guaritore tradizionale ammette di non essere in grado di conoscere o localizzare gli stessi ingredienti usati per causare l'epilessia, può fare riferimento a un altro guaritore tradizionale. Alcuni guaritori tradizionali credono che se una persona si ustiona durante un attacco, allora gli attacchi non possono essere curati, quindi molti guaritori tradizionali non cercheranno di curare gli epilettici con una storia di ustioni. Molti di questi pazienti vanno in ospedale per il trattamento delle ustioni ma andranno da altri guaritori per il trattamento dell'epilessia. I guaritori tradizionali indirizzano i pazienti per i quali il trattamento non è riuscito all'ospedale. Possono anche ricevere auto-riferimenti dall'ospedale. I fallimenti terapeutici dei medici moderni sono dovuti alla loro impotenza contro la stregoneria o al sottodosaggio dei farmaci.

Mito 40: l'applicazione di pepe o altri intrugli sugli occhi può curare l'epilessia

L'applicazione di intrugli agli occhi non può curare l'epilessia. L'epilessia è tradizionalmente trattata con farmaci antiepilettici. Sebbene possano essere estremamente utili, questi farmaci potrebbero non funzionare per tutti e, come con qualsiasi farmaco, comportano il rischio di effetti collaterali.

Alcune persone con epilessia si rivolgono a trattamenti naturali e terapie alternative per alleviare i loro sintomi o integrare i loro trattamenti. Dalle erbe e vitamine al biofeedback e all'agopuntura, ce ne sono molti tra cui scegliere.

Sebbene alcuni trattamenti naturali siano supportati da una modesta quantità di ricerca, molti non lo sono. Ci sono molte meno prove a sostegno dei trattamenti naturali per l'epilessia rispetto alla medicina convenzionale.

Se sei interessato ad aggiungere qualcosa di nuovo al tuo regime di trattamento dell'epilessia, parla con il tuo medico. Potresti scoprire che alcuni trattamenti naturali possono integrare il tuo attuale piano di trattamento. Tuttavia, alcune erbe sono pericolose e possono interagire con farmaci efficaci.

Lavorare con un medico per scoprire i trattamenti giusti per te può aiutarti a valutare i potenziali benefici e rischi, oltre a farti consigliare sui passaggi.

Con un mercato in crescita e un interesse pubblico, i trattamenti a base di erbe sono aumentati in popolarità. Sembra che ci sia un'erba per ogni disturbo. Alcune delle erbe più comunemente usate per l'epilessia sono: roveto ardente, groundel, idrocotile, mughetto, vischio, artemisia, peonia, zucchetto, albero del paradiso e valeriana

Secondo uno studio del 2003, una manciata di rimedi erboristici usati nella medicina tradizionale cinese, giapponese Kampo e indiana Ayurveda hanno mostrato effetti anticonvulsivanti. Tuttavia, non ci sono studi randomizzati, ciechi e controllati a supporto dei loro benefici. La sicurezza, gli effetti collaterali e le interazioni non sono ben studiati.

Alcune delle erbe naturali sopra elencate possono effettivamente causare malattie, persino la morte. Attualmente, non ci sono prove scientifiche sufficienti che la maggior parte dei rimedi erboristici trattino con successo l'epilessia. La maggior parte delle prove è inaffidabile.

Anche la Food and Drug Administration (FDA) non regola gli integratori a base di erbe. Le erbe a volte causano spiacevoli effetti collaterali come mal di testa, eruzioni cutanee e problemi digestivi. Sebbene alcune erbe possano aiutare l'epilessia, altre possono peggiorare i sintomi.

Erbe da evitare: Gingko biloba e erba di San Giovanni (possono interagire con farmaci antiepilettici), Kava, passiflora e valeriana (possono aumentare la sedazione), Aglio (può interferire con i livelli dei farmaci), Camomilla (può prolungare gli effetti del medicinali), schizandra (può causare ulteriori convulsioni), integratori a base di erbe contenenti efedra o caffeina (possono peggiorare le convulsioni, tra cui guaranà e cola), tè alla menta

Alcune vitamine possono aiutare a ridurre il numero di convulsioni causate da alcuni tipi di epilessia, ma tieni presente che le vitamine da sole non funzionano. Possono aiutare alcuni farmaci a lavorare in modo più efficace o aiutare a ridurre il dosaggio necessario. Seguire le istruzioni del medico prima di assumere integratori vitaminici per prevenire un possibile sovradosaggio.

La vitamina B6 è usata per trattare una rara forma di epilessia nota come convulsioni piridossina-dipendenti. Questo tipo di epilessia di solito si sviluppa nell'utero o subito dopo la nascita. È causato dall'incapacità del tuo corpo di metabolizzare correttamente la vitamina B-6. Sebbene le prove siano promettenti, sono necessarie ulteriori ricerche per determinare se l'integrazione di vitamina B-6 avvantaggia le persone con altri tipi di epilessia.

Una grave carenza di magnesio può aumentare il rischio di convulsioni. Ricerche precedenti suggeriscono che l'integrazione di magnesio può ridurre le convulsioni. I ricercatori indicano che sono necessari studi più randomizzati e controllati per comprendere meglio i potenziali effetti del magnesio sull'epilessia.

Alcune persone con epilessia possono anche avere una carenza di vitamina E. Uno studio del 2016 ha rilevato che la vitamina E aumenta le capacità antiossidanti. Questa ricerca ha anche suggerito che aiuta a ridurre le convulsioni nelle persone con epilessia i cui sintomi non sono controllati dai farmaci convenzionali. Lo studio ha concluso che la vitamina E può essere sicura da assumere con le medicine tradizionali per l'epilessia. Tuttavia, sono necessarie ulteriori ricerche.

I farmaci usati per trattare l'epilessia possono anche causare carenza di biotina o vitamina D e peggiorare i sintomi. In questi casi, il medico può raccomandare vitamine per aiutare a gestire la sua condizione.

I neonati con convulsioni causate da carenza cerebrale di folati possono trarre beneficio dall'integrazione. L'integrazione di acido folico nelle persone con epilessia e carenza di folati da altri fattori può causare più danni che benefici. Prendilo solo sotto la supervisione del tuo medico.

Alcuni cambiamenti nella dieta possono anche aiutare a ridurre le convulsioni. La dieta più conosciuta è la dieta chetogenica, che si concentra sul consumo di un rapporto più elevato di grassi. La dieta chetogenica è considerata una dieta a basso contenuto di carboidrati e proteine. Si pensa che questo tipo di schema alimentare aiuti a ridurre le convulsioni, anche se i medici non sanno esattamente perché. I bambini con epilessia sono spesso sottoposti alla dieta chetogenica. Molte persone trovano le restrizioni impegnative. Tuttavia, questo tipo di dieta potrebbe integrare altre misure terapeutiche per aiutare a ridurre le convulsioni.

Nel 2002, la Johns Hopkins Medicine ha creato una dieta Atkins modificata come alternativa a basso contenuto di carboidrati e ad alto contenuto di grassi alla dieta chetogenica per adulti con epilessia. L'organizzazione indica che studi recenti mostrano che la dieta riduce le convulsioni in quasi la metà di coloro che la provano. Non è richiesto il digiuno o il conteggio delle calorie. Una diminuzione delle convulsioni è spesso osservata in pochi mesi.

Alcune persone con epilessia cercano di controllare la loro attività cerebrale per ridurre il tasso di convulsioni. La teoria è che se riesci a rilevare i sintomi di un attacco imminente, potresti essere in grado di fermarlo. Molte persone con epilessia sperimentano i sintomi dell'aura circa venti minuti prima che si verifichi un attacco. Potresti notare odori insoliti, vedere strane luci o avere una visione offuscata. Potresti avvertire i sintomi per diversi giorni prima dell'evento. Questi sintomi possono includere: ansia, depressione, affaticamento e/o forti mal di testa.

I metodi di autocontrollo vengono utilizzati per prevenire o diminuire l'intensità del sequestro una volta arrivato. Esistono diverse tecniche, tutte richiedono una buona concentrazione e attenzione. Esempi sono: meditazione, camminare, immergersi in un compito, annusare un forte odore o dire letteralmente "no" alla crisi. Il problema con questi metodi è che non esiste un'unica tecnica per fermare un attacco. E non vi è alcuna garanzia che qualcuno di loro funzioni ogni volta.

Un altro approccio prevede il biofeedback. Come le misure di autocontrollo, lo scopo del processo è prendere il controllo della tua attività cerebrale. Il biofeedback utilizza sensori elettrici per alterare le onde cerebrali. Almeno uno studio ha scoperto che il biofeedback ha ridotto significativamente le convulsioni nelle persone con epilessia che non potevano gestire i loro sintomi con i farmaci convenzionali. I fisioterapisti usano comunemente il biofeedback. Se sei interessato a saperne di più su questa procedura, cerca un professionista con credenziali. Potrebbe essere difficile gestire la tua condizione solo con l'autocontrollo e il biofeedback.

Entrambe le procedure richiedono tempo, perseveranza e coerenza per essere padroneggiate. Se decidi di seguire questa strada, sii paziente. Non ridurre o interrompere l'assunzione di farmaci prescritti senza l'approvazione del medico.

I trattamenti di agopuntura e chiropratica sono talvolta considerati alternative al trattamento convenzionale dell'epilessia. Il modo esatto in cui l'agopuntura aiuta non è ancora compreso, ma l'antica pratica cinese viene utilizzata per alleviare il dolore cronico e altri problemi medici. Si pensa che posizionando aghi sottili in parti specifiche del corpo, i praticanti aiutino il corpo a guarire se stesso.

L'agopuntura può modificare l'attività cerebrale per ridurre le convulsioni. Un'ipotesi è che l'agopuntura possa tenere sotto controllo l'epilessia aumentando il tono parasimpatico e modificando la disfunzione autonomica. La pratica suona bene in teoria, ma non ci sono prove scientifiche che dimostrino che l'agopuntura sia un trattamento efficace per l'epilessia. Le manipolazioni spinali nella cura chiropratica possono anche aiutare il corpo a guarire se stesso. Alcuni chiropratici usano manipolazioni specifiche per aiutare a controllare regolarmente le crisi. Come l'agopuntura, la cura chiropratica non è ampiamente vista come una forma efficace di trattamento dell'epilessia.

Per la maggior parte, le prove a sostegno dei trattamenti naturali per l'epilessia sono aneddotiche. Non ci sono ricerche a supporto di un uso sicuro. Inoltre, non esiste un unico trattamento o un rimedio alternativo che funzioni per tutti. Il tuo neurologo è la tua migliore fonte di informazioni e cure per l'epilessia. Il tuo cervello è una rete complessa. Ogni caso è diverso e le crisi variano in gravità e frequenza. Diversi tipi di epilessia rispondono anche a diverse erbe e diversi farmaci. Erbe o altri trattamenti naturali possono interferire con i farmaci e causare convulsioni.

Molte persone provano diversi metodi di trattamento finché non trovano quello che funziona meglio per loro. L'epilessia è un disturbo grave ed è importante prevenire le convulsioni. I trattamenti naturali possono integrare il trattamento medico. In alcuni casi, queste terapie possono persino migliorare il trattamento. Tuttavia, nonostante il loro potenziale, i trattamenti naturali comportano ancora rischi significativi. Questo è particolarmente vero con erbe e vitamine, poiché possono interagire con alcuni farmaci. Alcuni integratori possono persino essere potenti quanto i farmaci convenzionali. Assicurati di consultare il tuo medico prima di aggiungere erbe o integratori al tuo regime.

Non dovresti scartare i trattamenti naturali per l'epilessia, ma trattarli come opzioni separate per la cura dell'epilessia. Prendi nota di quali metodi ti interessano e discutili con il tuo medico prima di provarli. Il modo più sicuro per trattare l'epilessia è in piena consultazione con il tuo neurologo. L'aggiunta di erbe o altri trattamenti senza consultarli può interferire con l'efficacia del farmaco e può causare più convulsioni.

Mito 41: Bruciare i piedi può curare l'epilessia

Idee che ci sembrano molto strane hanno plasmato le visioni dell'epilessia nel corso della nostra storia. Sono state tentate numerose cure creative, ma per lo più inefficaci. Scritti più antichi testimoniano il fatto che le persone con crisi epilettiche sono state discriminate nel corso della storia. Difficilmente possiamo immaginare com'era vivere con tali convulsioni in un'epoca in cui le persone credevano che fossero causate da spiriti maligni e che gli spiriti potessero influenzare o infettare gli altri.

Un noto neurologo ha affermato che la storia dell'epilessia potrebbe essere riassunta in quattromila anni di ignoranza, apprensione e stigma, seguiti da cento anni di conoscenza, apprensione e stigma. Nella Norvegia contemporanea, sia i bambini che gli adulti affetti da epilessia possono raccontare storie di esclusione a causa dell'apprensione e della paura nella società. I miti che circondano l'epilessia sono duraturi e molti di essi persistono ancora. I medici e il personale sanitario dovrebbero cercare di demistificare l'epilessia e contribuire così a migliorare la qualità della vita dei pazienti.

Nel corso della storia, l'epilessia è stata conosciuta con molti nomi. Il termine epilessia è stato introdotto da Ippocrate e deriva dal greco "afferrare, afferrare". Molte altre denominazioni sono state usate: la malattia sacra, la grande malattia, la malattia cadente e molte altre (in norvegese: fallsott, brotfall, fang, fangkrampe, ilske, brot, krampeslag, slau, begavning), inclusa la malattia malvagia/malvagia e follia.

Il termine "mal cadente" riflette la convinzione che durante un attacco, il malato sarebbe caduto a terra verso l'Inferno e il Diavolo. "Fang" o "fangkrampe" si riferisce alla convinzione che le creature degli inferi afferrerebbero o abbraccerebbero il malato, e i crampi sono i suoi tentativi di liberarsi da questo abbraccio.

La designazione "begavning" ("dono") testimonia il fatto che l'epilessia era anche associata ad abilità speciali, inclusa la capacità di curare gli altri. In Norvegia, Knut Rasmussen Nordgarden (1792 – 1876) è probabilmente la figura più nota. Viveva a VestreGausdal e si chiamava Knut il Saggio. La gente veniva da lui da ogni parte del mondo per essere curata dalla malattia.

"La malattia sacra" era usata perché la gente credeva anche che gli epilettici avessero un contatto con Dio. Un esempio è Christina the Astonishing (1150 – 1224), nota anche come Christina Mirabilis. Era una povera contadina orfana del Belgio che soffrì di una grave crisi epilettica in giovane età. Dopo il sequestro le persone credevano che fosse morta e procedettero a seppellirla. All'improvviso Christina gridò: "Il fetore del peccato umano è insopportabile per me!" Più tardi nella vita ha compiuto una serie di atti miracolosi. È diventata un simbolo della sofferenza umana e della necessità di bandire lo stigma e il pregiudizio.

Il termine "follia" deriva dall'idea che i disturbi mentali fossero strettamente legati alle fasi lunari. In Norvegia, la diagnosi insaniaepileptica (pazzia epilettica) è stata utilizzata per qualche tempo. Nel 1925, complessivamente duecentoventitré persone furono ricoverate con questa diagnosi. Il termine "isteroepilessia" è stato coniato dal neurologo francese Jean Martin Charcot per descrivere le crisi che i pazienti nevrotici soffrivano dopo aver osservato crisi epilettiche in pazienti dello stesso reparto.

Nell'antichità, l'epilessia era considerata una malattia sacra che era stata inflitta dagli dei. Il trattamento consisteva in sacrifici e riti religiosi presieduti da sacerdoti.

Per secoli si è creduto che l'epilessia fosse causata da spiriti maligni, folletti e demoni ("morbusdaemonicus"). L'epilessia era anche collegata alla stregoneria. Un manuale del 1494, Malleus Maleficarum (Il martello delle streghe), afferma che le streghe avevano caratteristiche speciali, comprese le crisi epilettiche.

I racconti popolari nordici del diciassettesimo, diciottesimo e diciannovesimo secolo mostrano che si pensava che l'epilessia fosse il risultato di incidenti durante la gravidanza. La donna incinta dovrebbe evitare di essere "negligente" - altrimenti il bambino soffrirebbe della malattia cadente. Le donne incinte dovevano evitare accuratamente tutto ciò che era crollato. Ad esempio, non dovrebbero scavalcare una recinzione crollata, non assistere a nessuno che stava disfacendo una trama e non far cadere alcun oggetto a terra. Se vedessero qualcuno cadere, dovrebbero invariabilmente aiutarlo a rimettersi in piedi per evitare le forze della magia. Nel villaggio di Slätthög nello Småland, in Svezia, si diceva che bisognava fare attenzione a non versare l'acqua sporca di un bambino direttamente sul terreno. In tal caso, l'acqua avrebbe raggiunto le creature degli inferi, che in seguito avrebbero cercato vendetta infliggendo l'epilessia al bambino.

Era anche un'idea diffusa che l'epilessia potesse essere la punizione di Dio per atti malvagi perpetrati dal malato o dai suoi antenati.

La cristianizzazione rafforzò la credenza nella guarigione mediante rituali religiosi. Il Nuovo Testamento descrive come Gesù guarì un ragazzo che soffriva di "follia", cioè di epilessia: "E Gesù minacciò il diavolo, ed egli si allontanò da lui: e il bambino fu guarito da quel momento". Le cure più frequentemente utilizzate includevano la preghiera, il digiuno, i sacrifici e gli esorcismi (scacciare i demoni). Furono invocati anche alcuni santi.

"Incastrare la malattia nel terreno" era un principio terapeutico comune. Per condurre le malattie nel terreno, il paziente potrebbe, ad esempio, appoggiare a terra un braccio che si contraeva durante una crisi epilettica. Anche lo "spingere", cioè tirare il paziente attraverso un'apertura naturale, come una fessura di pietra o un albero cavo, potrebbe aiutare a prevenire le convulsioni.

Si credeva inoltre che portare al collo un amuleto o una borsa piena di organi animali essiccati potesse avere un effetto curativo. Altre forme di trattamento includevano castrazione, salasso, sanguisughe e craniotomia (per liberare gli spiriti maligni), ceneri di indumenti bruciati indossati durante le convulsioni, erbe, vari metalli, sangue umano e animale, urina e teschi umani macinati. I metodi erano inefficaci nel migliore dei casi e direttamente dannosi nel peggiore dei casi. Il salasso era anche usato come cura per l'epilessia. Anche bere sangue umano o animale era spesso usato come metodo di trattamento.

Agli albori della stampa, i manuali erboristici giocavano un ruolo importante. I libri venivano spesso benedetti dal vescovo locale, il quale specificava che "quest'erba aiuterà - a Dio piacendo".

I sali di bromuro furono introdotti nel trattamento dell'epilessia in Norvegia negli anni '30 e rimasero in uso fino al 1950 circa. I sali venivano spesso aggiunti al pane. La pratica è continuata nonostante fossero stati introdotti altri e più efficaci farmaci. I sali di bromuro hanno ridotto le convulsioni ma potrebbero avere gravi effetti avversi, come grandi foruncoli sulla pelle. Sfortunatamente, la storia mostra che una volta introdotto un metodo di trattamento, potrebbe passare molto tempo prima che venga abbandonato anche se è stato dimostrato che è dannoso.

La lobotomia è stata utilizzata come metodo di trattamento negli ospedali psichiatrici norvegesi dagli anni '40 fino al 1957. È meno noto che anche le persone con epilessia sono state sottoposte a questo trattamento, che ha provocato vari gradi di danno cerebrale. Alcuni di coloro che non soffrivano di epilessia in precedenza hanno sviluppato epilessia post-operatoria e altri segni di lesioni del lobo frontale.

Per molti secoli, alcune forme di crisi epilettiche, ad esempio crisi parziali complesse caratterizzate da distacco e comportamento strano, sono state interpretate come pazzia. Quando furono istituiti i manicomi psichiatrici nel 1800, vi furono inviati molti epilettici.

Alla fine del diciannovesimo secolo l'epilessia era considerata una malattia degenerativa. "La cosiddetta degenerazione epilettica include lo sviluppo di uno squilibrio della mente, difetti morali, menzogna, mancanza di spina dorsale, spesso dipsomania e predilezione per il vagabondaggio".

Dell ha descritto così le caratteristiche delle persone con epilessia: il paziente era "pazzo e malevolo con una propensione a crisi imprevedibili di violenza e follia, forse tendenze omicide e sicuramente depravazione morale". Anche l'iperreligiosità, l'ipergrafia e l'iposessualità sono state considerate caratteristiche della personalità epilettica.

Segnate dallo stigma sociale che accompagnava la diagnosi, le persone con epilessia hanno avuto difficoltà a trovare lavoro, nonostante tutte le età. Molti sono stati costretti a mendicare, altri hanno accettato lavori occasionali e altri erano in condizioni di povertà. Nel mondo in generale, la disoccupazione rimane elevata tra le persone con epilessia e la discriminazione nel mercato del lavoro continua ad essere comune, anche nel ventunesimo secolo.

Lo psichiatra tedesco Hans Berger, che scoprì l'elettroencefalografia (EEG) nel 1924, fu il primo a dimostrare che l'epilessia era associata ad un'attività elettrica anormale nel cervello. Sfortunatamente, questo non ha aiutato a cambiare in misura apprezzabile il punto di vista delle persone sull'epilessia.

In Germania negli anni '20 si presumeva che l'ottanta per cento di coloro che vivevano nelle colonie epilettiche avesse una forma ereditaria di epilessia. Questa era è stata segnata da idee di igiene razziale. Alle persone con malattie ereditarie, compresa l'epilessia, doveva essere impedito di avere figli. Sono state avviate le sterilizzazioni forzate e lo sterminio di tutti i bambini disabili di età inferiore ai tre anni. In pratica venivano uccisi tutti i disabili fino all'età di diciassette anni.

Nel periodo 1907 – 1964 furono sterilizzate complessivamente sessantamila persone affette da epilessia, di cui trenta in Norvegia. In Norvegia fino al 1969, tutti erano obbligati a rivelare la propria epilessia prima del matrimonio. Se tali informazioni sono state trattenute, il matrimonio potrebbe essere annullato.

La rettifica dei miti e delle idee sbagliate sull'epilessia è stato un processo lento. Ancora oggi, molti vivono i pregiudizi come un fardello aggiuntivo difficile da sopportare quanto l'epilessia stessa. Questo è il motivo per cui così tante persone con epilessia soffrono di depressione e ansia e non sono entusiaste che gli altri sappiano di avere l'epilessia. Questo non è accettabile, ma possiamo migliorare la vita delle persone con epilessia aumentando la consapevolezza del disturbo.

Grazie

Vorrei solo ringraziare in modo speciale tutti i miei lettori e sostenitori, nonché tutti i membri del mio gruppo Facebook: "Domande e risposte sull'epilessia" che aiutano a sostenere e sensibilizzare la comunità dell'epilessia e le loro famiglie e amici . Si prega di lasciare una recensione sui miei libri sulla piattaforma scelta.

Don't miss out!

Visit the website below and you can sign up to receive emails whenever Bernadette Booysen publishes a new book. There's no charge and no obligation.

https://books2read.com/r/B-A-JSCV-DPZBC

BOOKS 2 READ

Connecting independent readers to independent writers.

Also by Bernadette Booysen

Epilepsy

My Lessons and Experiences

The Myths and the Facts

الأساطير والحقائق

�����

Die Mythen und die Fakten

I Miti e i Fatti

���� �� ����

Les mythes et les faits

www.ingramcontent.com/pod-product-compliance
Ingram Content Group UK Ltd.
Pitfield, Milton Keynes, MK11 3LW, UK
UKHW021936190726
13853UKWH00004B/1472

9 798215 511923